现代手术室
护理研究

谷启蓉　李会同　李　欣◎主编

四川科学技术出版社
·成都·

图书在版编目（CIP）数据

现代手术室护理研究 / 谷启蓉 , 李会同 , 李欣主编
. -- 成都 : 四川科学技术出版社 , 2023.6（2024.7 重印）
ISBN 978-7-5727-0997-5

Ⅰ . ①现… Ⅱ . ①谷… ②李… ③李… Ⅲ . ①手术室
—护理—研究 Ⅳ . ① R473.2

中国国家版本馆 CIP 数据核字（2023）第 103611 号

现代手术室护理研究
XIANDAI SHOUSHUSHI HULI YANJIU

主　编	谷启蓉　李会同　李　欣
出 品 人	程佳月
责任编辑	朱　光
助理编辑	刘倩枝
封面设计	星辰创意
责任出版	欧晓春
出版发行	四川科学技术出版社
	成都市锦江区三色路 238 号　邮政编码　610023
	官方微博　http://weibo.com/sckjcbs
	官方微信公众号　sckjcbs
	传真　028-86361756
成品尺寸	185 mm × 260 mm
印　　张	6.5
字　　数	130 千
印　　刷	三河市嵩川印刷有限公司
版　　次	2023 年 8 月第 1 版
印　　次	2024 年 7 月第 2 次印刷
定　　价	52.00 元

ISBN 978-7-5727-0997-5

邮　　购：成都市锦江区三色路 238 号新华之星 A 座 25 层　邮政编码：610023
电　　话：028-86361770

前　言

　　手术室是医院外科最核心的部分，它体现了现代化医院的设施水平、医疗水平和管理水平。现代化的手术室发展是技术化、数字化和人性化三者构成的统一体。在信息技术和生物科学迅猛发展的时代，各种新技术的诞生推动着世界医疗水平的进步，也引起了手术室技术的革新。如今，手术方式正向着微创化、计算机精确化、私人个性化方向发展。手术室护士需要不断更新并掌握最新的专业理论知识，熟练进行手术配合操作。而微创手术、腔镜手术、显微手术等的进步，各类新型医疗器械的变革，手术室管理模式的创新，市场竞争机制的引进等都对手术室护士的素质提出了更高的要求。现代化手术室护士有责任利用高科技发展所带来的机遇，更新理念、更新知识、刻苦钻研和掌握技能，将最新理论与临床实践相结合，使手术室护理专业技术与国际技术接轨，为手术患者服务。因此，广大一线手术室护士迫切需要一本集手术室基础知识、手术操作知识、手术理论知识于一体的介绍手术室护理相关知识的专业书籍。

　　在此背景下，我们根据长期的工作经验，结合国内外的最新发展，编写了这本《现代手术室护理研究》。本书从现代手术室护理概论入手，介绍了手术室护士素质和能力要求，以及手术室基本护理技术；同时对手术室环境布局和常用物品管理进行了梳理；随后阐述了手术室围术期护理的相关内容。在丰富的理论基础上，本书紧密结合操作实践，详细介绍了胃肠外科手术和心血管外科手术护理。

　　本书既讲解了专业的技能与知识，又展现了先进的技术、设备在现代手术中的运用，对手术室护理工作的内容进行了系统梳理。本书整体内容全面、详略得当，兼顾理论与实际操作，突出直观性和实用性，是一本实用、简明、知识性与系统性很强的书籍，可为读者提供丰富的理论知识和操作技巧指导。

前 言

目 录

第一章　现代手术室护理概论

第一节　手术室及手术室护理概述

手术室护理工作的内容主要是手术室管理和手术患者的护理。手术室管理包括对手术室设施、仪器、设备、手术器械、周围环境、常用药品的管理，要求物品配备齐全，仪器、设备功能完好，并处于备用状态。手术室内部设施、温控、湿控应当符合环境卫生学管理和医院感染控制的基本要求。手术患者的护理指手术前、手术中及手术后对患者进行的护理。做好手术患者的护理对避免术中意外、保证手术的成功、预防术后并发症的发生都十分重要。因为患者病情各异，接受的手术也各不相同，所以对手术患者的护理措施既有共同之处，又有不同个体的特异之处。

手术室护理工作具有高风险、高强度、高应急等特点，因此，护士必须与临床科室等有关部门加强联系，有效预防手术患者在手术过程中的意外伤害，保证手术患者的安全和围术期各项工作的顺利进行。

手术室与手术室护理的历史由来已久，要想充分理解现代手术室护理完备的护理模式，就要了解手术室及手术室护理的形成与发展，以及手术室护士的工作内容。

一、手术室及手术室护理的形成与发展

（一）手术室的形成与发展

现代的手术室起源于 16 世纪，在这之前的医学史上，很少提到手术室。最早建立的永久性手术室是一个圆形剧场，但这个圆形剧场不是为给活着的人做手术而建，而是为了进行尸体解剖。实际上，手术室在这样的情况下很难有新的发展，当时建立手术室主要是为了创造一个更加安静的工作环境。

1830 年，外科手术大多是处理新出现的伤口、骨折、脓肿或某些紧急的情况，如绞窄性疝或气管阻塞。1864 年，在第一例阑尾切除术前，还没有与胆囊、肝、脾和肾相关的手术。甚至到了 19 世纪 80 年代，切除各种表皮脓肿的手术仍然被认为是大手术，脓肿引流、外科创伤手术、膀胱切开取石术、头面部手术及胸和腹腔的手术更是闻所未闻。但是随着解剖学的建立和发展以及外科手术技术的提高，外科医生萌生了开展更多手术的愿望，越来越多的手术在圆形剧场实施。

德国的 Neuber 医生意识到圆形剧场手术室中的患者存在危险，1885 年，他设计并建造了第一个经消毒的手术室。他在德国的基尔建立了一个小型的私人医院，其中包括他设计的经过消毒处理的手术室，共 5 个房间。每个房间都有专门的用途：一个房间专门用来清洗，一个房间用来处理污物，其他 3 个房间是手术间。观众只被允许进入最大的一个手术间，该手

术间是一个专用于教学的圆形剧场。

在设计这样一个手术室时他大胆地引进了一个新的概念——感染控制。在 Neuber 的感染控制概念中，包括了可清洗的、无渗透性的墙和地板，尽量少的设施，用金属和玻璃做成的柜子和桌子；在 3 个手术间中，每一个房间都有一个热消毒器。1886 年，Neuber 的这些手术室设计方案出现在书中。1887 年，他在柏林的国际外科大会上对此做了报告。所以在手术室的发展史中，无论如何都不能忽视 Neuber 的作用。

美国第一个体现 Neuber 感染控制理念的手术室是 Charles McBurney 博士于 1891 年在纽约市的 Roosevelt 医院建立的手术室。在建筑师 Wheeler Smith 的帮助下，McBurney 开始实施计划。手术室共有 3 个手术间，中间的手术间位于圆形剧场中央，并配有供患者麻醉用的小房间，还有一个手术间离入口较近，一般用来做脓毒症患者的手术。

疼痛、出血和感染是限制手术发展的三个主要障碍。在 19 世纪后期，这三个问题都因麻醉术和无菌技术的发明、精细的手术和止血法的实施而得以解决。这标志着圆形剧场不再是一个公共教学的地方。由于 Neuber 一百多年前的努力，木质的剧场式的手术室被弃用，更安全的手术室套间经过一百多年的发展沿用至今。

进入 20 世纪，手术室建设取得了更加令人瞩目的进步。1991 年，医学专家对外科器材的集中消毒给予肯定，许多医院成立了消毒供应中心（CSSD），一般器具和专门器具用消毒巾包裹后存放在消毒间。为了预防感染，手术室的设计也有了很大的变化，主要目的是将干净的物品和污染的物品分开，以防止交叉感染。

跨入 21 世纪，随着数字化、信息技术的飞速发展，在外科手术技术发展需要的基础上诞生了数字化手术室。数字化手术室通过将先进的数字化技术运用到手术室的特定环境中，实现实时数据的监测、查询，同时与远程医学影像技术相结合，使得医生能够实时获得大量与患者相关的重要信息，从而便于手术操作，提高手术安全性和手术效果。

另外，数字化手术室还是实现医用机器人手术的基本支撑平台，随着利用智能设备制造的微创外科手术机器人逐步走向临床，数字化手术室的建设和发展将会更快、更好。

总之，无论手术室如何发展变化，其基本功能都是为手术创造一个安全、洁净的环境，这个宗旨不会改变。

（二）手术室护理的形成与发展

1. 19 世纪中期以前的手术室护理

1700 年前，手术通常在病房、患者家里、医生诊所进行。18 世纪中期，为了使外科解剖学不断进步，外科演示教学变得非常重要。伦敦 St. Thomas 医院在旧解剖室的基础上建立了第一个手术室，它被设计成剧院式，周围是阶梯式观众看台，主要用于外科手术演示并进行公共教学。

这个时期，护士在手术室扮演的角色是默默地准备并提供医生所需的物品，然后站在一旁观看手术。

2. 19 世纪中后期的手术室护理

1887—1888 年，手术室还没有固定的护士，手术工具和仪器仍由住院医生或仪器专管员负责管理，手术配合往往是由陪同患者进入手术室的病房护士协助完成，手术结束之后病房护士又随患者回到病房。手术期间，护士须在他们的制服外穿一件棉质或亚麻长衣，进行清洗工作。当时，还没有换衣、戴帽和戴口罩之说，因此，护士最重要的职责是将浸在苯酚中的海绵拧干，然后递给手术医生。此后，护士陆续开始承担更多的角色，如将手术器具取给医生使用，在床单下铺上防水布或橡胶床单，按医生的使用习惯整理手术台和衣柜，准备各种尺寸的海绵、棉织物、注射针头、胶带、冰水或热水、空的容器（装呕吐物）等。随着外科手术内容的不断丰富，护士被寄予了更多的期望，他们被认为需要进行培训（尤其是一些重要的外科病例手术），被要求必须向资深的护士或工作人员学习，甚至从医生那里学习手术相关知识。至此，手术室护士的雏形开始显现。

3. 19 世纪后期至 20 世纪初的手术室护理

这个时期，虽然手术室护士的工作范围还很有限，主要还是负责患者的术前准备，如帮助患者穿手术衣等，但外科教育模式发生了根本性改变。一是 1888 年巴尔的 Johns Hopkins 医院的护理部主任 Isabel 和外科护士 Caroline 创建了手术室护理学科。二是 1889 年 William Stewart Halsted 建立了年轻医生的培训系统，从此结束了过去外科医生靠自学或学徒式学习的历史，它也演变成了今天的外科住院医师培训计划。三是 1894 年 Johns Hopkins 医院的外科医生 Hunter Robb 认识到手术配合的重要性，首次提出"手术团队"概念，要求器械配合由资深护士担任。1896 年，Dr. Gerster 提出改变外科手术工具的处理方法，并建议为护士提供更好的培训，使他们能够为手术提供最大限度的帮助等。1901 年，第一个手术室护士被任命。1910 年，美国护士协会提出巡回护士需由有经验的护士来担任。这些对于手术室护理来讲都是具有划时代意义的，标志着手术室护理正式成为一门独立学科，标志着手术室护士正式成为手术团队的专业技术人员，也标志着手术室工作和服务进入了一个新的纪元。

4. 现代手术室护理

（1）现代手术室护理相关规定

1984 年，美国手术室护理学会的护理技术委员会确定了手术室护理服务范围，包括术前、术中和术后三个阶段。现今，美国的巡回护士由注册护士担任。1991 年，美国出台手术室建筑条例，2002 年，我国出版了《医院洁净手术部建筑技术规范》。2010 年，我国卫生部（现国家卫生健康委员会）启动专科护理重点学科建设项目；2011 年 3 月 8 日，国务院学位委员会、教育部发布《学位授予和人才培养学科目录》，正式确立护理学为一级学科。在手术室护理学科领域，逐步形成了一套完整的护理基础、临床、教育和研究体系。

（2）现代手术室护理培训实践

20 世纪 20 年代，美国开始进行专科护士培训和临床实践。20 世纪 60 年代的北美和欧洲国家，20 世纪 90 年代的日本、新加坡等国，以及我国香港等地区开展了规范化的专科护士培训、认证和立法等一系列活动。2000 年起，我国引进专科护士概念，相继在北京、广州、上海等城市开展了如重症监护、急救、手术室护理和感染控制等专科护士培训；《中国护理事业发展规划纲要（2005—2010 年）》提出要根据临床工作需要，分步骤在临床重点专科护理领域开展专业护士培训，培养一批临床专业化护理骨干，以提高护士在临床专科护理领域的专业技术水平，促进护理工作与临床诊疗技术的同步发展。2007 年，广东省卫生厅与香港医院管理局联合培养了首批手术室专科护士，它标志着我国护理专业化发展进入了新的时期。

（3）相关协会

美国围术期注册护士协会（AORN）于1949年成立，协会每年组织年会1次，每两年举行国际性学术交流1次。中华护理学会手术室专业委员会于1997年成立，各省、市、县和特殊团体均设立相应分会，每年组织学术交流会1次，其宗旨是加强专业技术交流与协作，建立密切业务指导关系，规范质量管理标准，开展专科护理教育，提高专业技术水平，促进学科可持续发展等。

在几个世纪中，手术室从医生的演示教学场所发展成诊疗救治的重要场所，手术室的发展经历了巨大的变化。手术室护理学科从无到有，手术室护士从单纯看护护士发展成为专科护士，也经历了巨大变化。随着外科技术的发展，新理论、新技术、新方法层出不穷，手术室护理学和手术室护士职能也在不断变化。

二、手术室护士工作内容

（一）手术室巡回护士工作内容

1. 手术前一日

（1）手术前访视

手术前一日至病房访视手术患者，注意观察有无异常或特殊情况。

（2）手术前用物检查

检查灭菌手术用物是否符合规范、准备齐全；检查次日手术所用仪器、设备性能是否正常；检查次日手术特殊需求是否满足（如骨科和脑外科手术前准备可满足特殊体位需求的手术床）。

2. 手术当日

（1）手术前

检查手术灭菌包的有效期和手术室内各类仪器、设备、医用气体等是否齐全；调节手术室内温、湿度，做好环境准备；检查室内恒温箱是否调节至适当温度。核对手术通知单无误后，由手术室工作人员（一般为工勤人员）至病房接手术患者；病房护士陪同手术患者至手术室半限制区，与巡回护士进行手术患者交接，共同核对手术患者身份、手术信息、术前准备情况及所带入用物，正确填写手术患者交接单并签名，适时进行心理护理。

在手术室巡回护士的护送下，将手术患者转运至手术间的手术床上，做好防坠床措施。协助麻醉医生施行麻醉。按医嘱正确配制抗生素，严格执行用药查对制度，并于手术开始前30～60分钟给药。协助洗手护士穿无菌衣。提供手术操作中所需的无菌物品（如手套、缝针等）。与洗手护士共同执行手术物品清点制度，按规范正确查对纱布、器械、缝针等术中用物的数量、完整性，及时正确地记录清点内容并签字。严格执行手术安全核查制度，在麻醉前、手术开始前，巡回护士、手术医生、麻醉医生共同按手术安全核查表的内容逐项核查确认并签字。

护理操作尽量在手术患者麻醉后进行，例如留置导尿管、放置肛温测量装置等，尽量减少手术患者的疼痛，操作时注意保护患者的隐私。正确摆放手术体位，充分暴露手术野；妥善固定患者肢体，确保约束带松紧度适宜，维持肢体功能位，防止肢体受压；床单保持平整、干燥、无皱折；调节头架、手术操作台高度；调整无影灯位置、亮度。

正确连接高频电刀、负压吸引器、外科超声装置、腹腔镜等手术仪器、设备。手术开始前完成仪器设备的自检，仪器脚踏放置在适宜的位置。完成手术仪器使用前的准备工作，例如正确粘贴高频电刀的电极板、环扎止血仪器的止血袖带等。督查手术人员执行无菌操作规范的情况，如手术医生外科洗手、手术部位皮肤消毒、铺无菌巾等操作，及时指出不规范行为。

（2）手术中

维持手术室内环境的整洁、安静、有序。严格督查手术医生、洗手护士、麻醉医生、参观手术的人员、实习护生遵守无菌操作原则、消毒隔离制度和手术室参观制度的情况。密切关注手术进展，调整无影灯灯光，及时供给手术操作中临时需要的无菌物品（如缝针、纱布、吻合器、植入物等）并记录。

注意手术患者的生命体征波动。保持静脉输液通路、动静脉测压通路、导尿管等通畅；观察吸引瓶内液量，及时提示手术医生注意患者术中出血量。定时检查并调整手术患者的手术体位，防止闭合性压疮的发生。手术中输液、输血、用药必须严格遵守用药查对制度。手术中紧急情况下执行的口头医嘱，应复述2遍经手术医生确认后再执行，用药后应保留空安瓿至手术结束，以备核对。熟练操作手术中所需的仪器、设备，例如正确调节高频电刀、超声刀、除颤仪等仪器、设备的参数，排除变温毯的故障，拆装电钻等。

手术中，在患者的非手术部位盖以大小适宜的棉上衣保暖。手术中冲洗体腔的生理盐水，水温必须在35～37℃。大手术或年老体弱患者手术时，根据现有条件，加用保温装置（循环水变温毯或热空气装置）。术中手术标本，应及时与洗手护士、手术医生核对后放入标本袋存放（特殊情况除外）。如手术标本需被用来做快速冰冻切片检验，必须及早送检。手术中发生应急事件（如停电、心脏停搏、变态反应等）时，应及时按照手术室应急预案，积极配合抢救，挽救患者生命。

在关闭体腔前、关闭体腔后及缝合皮肤后与洗手护士分别执行手术物品清点制度，按规范正确清点手术中用物数量，完整、正确、及时地记录，并签字确认。准确及时书写各类手术室护理文件和表单。

（3）手术后

协助医生包扎手术切口，擦净血迹，评估患者皮肤情况，采取保暖措施，妥善固定肢体，执行防坠床措施。固定各种引流管及其他管道，防止滑脱，待麻醉医生记录尿量后，将尿袋内的尿液放空。手术患者离开手术室前，手术室巡回护士、手术医生、麻醉医生共同再按手术安全核查表、手术患者交接单内容逐项核查、确认、签字。

手术人员协作将手术患者安全转运至接送车。手术患者的病历、未用药品、影像学资料等物品随手术患者带回病房或监护室。护送手术患者离开手术室。

严格执行手术室标本管理制度。手术室巡回护士、手术医生、洗手护士共同再次核对手术标本，正确保存、登记、送检。清洁、整理手术室设施、设备、仪器，填写使用情况登记手册。所有物品放回原位，更换手术床床单及被套，添加手术室常用的一次性消毒灭菌物品，如手套、缝线等。若为感染手术，则按感染手术处理规范进行操作。正确填写各种手术收费单。

（二）手术室洗手护士工作内容

1. 手术前一日

了解次日手术患者病情、手术方式、手术步骤，以及所需特殊器械、物品和仪器设备。协助巡回护士检查术前用物。

2. 手术当日

（1）手术前

协助巡回护士检查无菌器械包、敷料包是否符合规范、准备齐全；准备手术所需一次性无菌用品，包括各类缝针、引流管、止血用物和特殊器械等。准备当日手术所用仪器、设备。严格按照查对制度检查无菌器械包和敷料包的有效期、包外化学指示胶带及外包装的完整性，是否潮湿及有无破损。在打开无菌器械包和敷料包后，检查包内化学指示卡。严格按照无菌原则打开无菌器械包和敷料包。

提前15分钟按规范洗手、穿无菌手术衣、戴无菌手套。与巡回护士共同执行手术物品清点制度，按规范正确查对纱布、器械、缝针等手术中用物的数量、完整性，按规范铺手术器械台。协助并督查手术医生按规范铺无菌巾，协助手术医生系无菌手术衣带、戴无菌手套。严格按照无菌原则将高频电刀、负压吸引器、外科超声装置、腹腔镜等各种连接管路或手柄连接线交予巡回护士连接，并妥善固定在手术无菌区域。

（2）手术中

严格执行无菌操作，如为打开空腔脏器的手术，需用纱布垫于其周围。空腔脏器手术中及时回收处理相关器械，关闭空腔脏器后更换手套和器械。密切关注手术进展及需求，主动、正确、及时地传递各类用物。及时取回暂时不用的器械，擦净血迹；及时收集线头；无菌巾一经浸湿，及时更换或加盖。手术全程保持手术操作台无菌、干燥、整洁。

密切关注手术进展，若术中突发大出血、心搏骤停等意外情况，应沉着冷静，积极配合抢救。密切注意手术器械等物品的功能性与完整性，发现问题及时更换；督查手术医生规范使用精密器械。与手术医生核对并保管手术中取下的标本，按标本管理制度及时交予巡回护士。

妥善保管手术中的自体骨、异体骨、移植组织或器官，不得遗失或污染。正确管理手术中外科用电设备的使用，防止烧伤患者和手术人员。

手术中，手术台上需用药时，按查对制度抽取药物，并传递于手术医生使用。手术中需使用外科吻合器、手术植入物时，应及时向巡回护士通报型号、规格及数量，与手术医生、巡回护士共同核对后，方能在无菌区域使用。与巡回护士在关闭体腔前、后及缝合皮肤后分别按手术物品清点规范正确清点术中用物数量并检查完整性。

（3）手术后

协助巡回护士做好手术患者的基础护理工作，并协助将患者安全转运至接送车上。按手术物品清点制度，在手术物品清点记录单上签字。与手术医生、巡回护士共同核对手术标本。对常规器械、专科器械等进行规范的清洗和处理，精密器械和贵重器械单独进行规范的清洗和处理。若为感染手术，则按感染手术处理规范对器械、敷料等物品进行处理。

（三）手术室值班护士工作内容

与白班护士交班前，完成手术室内基数物品、体位垫、贵重仪器以及值班备用物品的清点、核对，做到数量相符、定位放置并登记签名。核对所有术中留取的标本，确认手术标本、病理申请单、标本送检登记本三者书写内容一致。按次日手术通知单检查并核对次日手术所需的器械、敷料及特殊手术用物；检查灭菌包有效期、灭菌效果及是否按失效日期进行先后顺序排列。全面了解手术室内各种情况，做到心中有数。

根据病情轻重缓急，合理安排并配合完成急诊手术，积极并正确应对可能出现的各种突发事件，遇到重大问题，及时与医院总值班人员或手术室护士长取得联系。仔细核对次日第一台手术患者的姓名、病区、床号和住院号，如信息缺失或错误，应及时与相关病房护士和手术医生沟通。

值班过程中，若接到次日的择期手术安排有改变的通知，应及时汇报手术室护士长及麻醉科，征得同意后，通知供应室，更换器械、敷料，准备特殊手术用物，并做好次日的晨交班。临睡前仔细巡视手术室，负责将手术室内所有物品及仪器、设备归于原位。认真检查手术室内所有门窗、消防通道，以及水、电、中心供气、中心负压、灭菌锅等开关的关闭情况，及时发现问题并处理。

次日晨巡视手术室，检查特殊手术用物是否处于备用状态（如C臂机、显微镜、腹腔镜、体外变温毯等）。开启室内恒温箱，调节至适当温度并放置生理盐水。检查洗手用品（如手刷、洗手液等）是否处于备用状态。负责检查待使用的灭菌器械的灭菌状况，保证次日第一台手术中器械的正常使用。

按照手术通知单顺序，安排接手术患者。迎接第一台手术患者入室，核对手术患者身份、手术信息、术前准备情况及所带入用物，正确填写手术患者交接单并签名。做好防坠床和保暖工作，进行心理护理。

完成手术室护理值班交班本的填写，要求书写认真，字迹清楚，简明扼要，内容包括值班手术情况及手术室巡视结果、物品及手术标本清点结果、当日手术器械及特殊手术用物准备情况等。由第一值班护士参加手术室晨间交班，汇报相关值班内容。

（四）手术室感染监控护士工作内容

每日对含氯消毒剂进行浓度监测。每周至少进行一次戊二醛浓度监测。每月对手术室空气、无菌物品及器械、化学灭菌剂、物体表面和手术人员手部进行细菌培养监测。每半年对紫外线灯管强度进行监测。

负责收集、整理、分析相关监测数据和结果，将化验报告单按时间顺序进行粘贴保存；一旦细菌培养监测不合格，应及时告知护士长，查明原因，采取有效措施后，再次进行细菌培养监测，直至培养合格。负责将细菌培养监测的数据和结果报告护士长和医院感染控制部门。监督和检查手术室消毒隔离措施及手术人员无菌操作技术，对违反操作规程的情况或可能的污染环节应及时纠正，并与护士长一同制订有效防范措施。完成手术室及医院感染知识的宣传和教育工作。

（五）手术室护理教学工作内容

根据手术室护理教学计划与实习大纲以及实习护生学历层次，制订手术室临床带教计划，包括确立具体教学目标、教学任务、考核内容与方法，并安排教学日程。完成手术室环境、规章制度、手术室工作内容、常用手术器械物品、手术体位、基本手术配合等手术室专科理论教学，达到手术室护理教学计划与实习大纲的要求。进行手术室专科操作技能教学，完成外科洗手、铺无菌器械台等基本手术室操作的示教与指导。带领实习护生熟悉各种中小手术的洗手及巡回工作，并逐步带教实习护生独立参加常见中小手术的洗手工作。

带领实习护生参与腹腔镜手术、泌尿科手术、脑外科手术、胸外科手术、骨科手术等大型或疑难手术的见习教学。带领实习护生完成供应室布局、洗手护士工作内容、常用消毒灭菌方法及监测等理论教学，并指导实习护生参与待灭菌器械及物品的包装等操作。开展手术室专科安全理论教育，防止实习护生发生护理差错和事故。及时与手术室护士、实习护生进行沟通，了解实习护生的学习效果、反馈信息和思想动态，及时并正确解答实习护生的提问，满足其合理的学习要求。

负责组织实习护生进行总复习，完成手术室专科理论、专科技术操作考核；完成实习考核与鉴定意见的填写。对实习护生进行评教评学，征求实习护生对手术室护理教学及管理的建议和意见，提出整改措施，及时向护士长及科护士长反映实习期间存在的情况。

（六）手术室护理管理工作内容

手术室护士长作为手术室的主要管理者，全面负责手术室的护理管理工作，以保证手术室高质量的工作效率和有效运转。其主要工作内容包括：全面负责手术室的护理行政管理、临床护理管理、护理教研管理以及对外交流；制定手术室护理工作制度、手术室护理操作规范、护理质量考核标准，明确各级、各班、各岗位护士的职责，督查执行情况，并进行考核；负责组织手术室工勤人员的培训和考核；合理进行手术室护士排班，根据人员情况和手术特点科学地进行人力资源调配；定期评估人力资源使用情况，负责向护理部提交人力资源申请计划；合理进行手术室人才梯队建设。

每日巡视、检查并评估手术配合护理质量和岗位职责履行情况，参加并指导临床工作。检查手术室环境清洁卫生和消毒工作，检查工勤人员工作质量。定期组织与开展科室的业务学习并进行考核，关注学科及专业的发展动态。负责组织和领导科室护理科研与护理新技术的应用。对手术室护理工作中发生的隐患、差错或意外特殊事件，组织相关人员分析原因并提出整改措施和处理意见，并及时上报护理部。填报各类手术量统计报表，与手术医生及其他科室领导进行沟通和合作。负责手术室仪器、设备、手术器械购置前的评估和申报。定期检查并核对科室物资、一次性耗材的领用和耗用情况，做好登记，控制成本。

第二节　手术室护士素质和能力要求

手术室的环境不同于病房，因此对手术室护士提出了更高的要求。手术室护士不仅要具备本专业知识，还必须具备广博的生理、心理、社会科学等方面的知识，"德、才、体、识、学"缺一不可。

一、手术室护士素质要求

（一）思想素质

手术室护士应热爱护理事业，树立全心全意为患者服务的高尚品德。手术室护士除了配合择期手术以外，还经常配合危急手术，手术室护士的定量与危急手术患者的不定量常常发生矛盾，加班情况较多；手术时间有长有短，常常不能在有限的上班时间内完成，延长工作时间便成为不可避免的现象。这就需要手术室护士有坚韧不拔的意志与顽强拼搏的工作作风。

（二）身体素质

手术室工作紧张、繁忙，需长期站立，精力高度集中；手术室工作时间长而不规律，医生、护士常因手术而不能按时就餐、休息；巡回护士还需要搬运器械包、敷料包等物品。要胜任这种特殊环境下的特殊工作，就必须具备良好的身体素质。因此，手术室护士要注意劳逸结合，增强自身防护意识，加强体育锻炼，以良好的身体状态做好繁重的手术配合工作。

（三）心理素质

手术室工作环境特殊，抢救患者任务重、精神长期紧张、手术工作持续时间长及生活的无规律性等，均可造成人体生物钟紊乱。长期超负荷运转，易造成心理疲劳，引起心态不稳、行为准确性降低、思维判断失误增加等情况。这就要求手术室护士平时加强心理素质的训练，以增强适应能力、应变能力、耐受能力，及时调整好心态，保持健康的心理素质，以适应长期紧张的工作。

（四）业务素质

近年来，新技术、新疗法层出不穷，手术室装备的现代化，手术室护理的技术性增强，手术室全期护理概念的引进，对手术室护士提出了更高的要求。手术室护士需具备较完整的知识结构、过硬的操作技能，能刻苦学习，不断加强自身知识储备，拓宽护理知识面，注重自我提升，掌握患者在手术前、手术中、手术后的病情变化、心理状态，满足患者要求，为患者的手术顺利开展及术后康复提供最优质的服务。

（五）慎独精神

手术室护士在患者不知情或患者失去知觉时，独自工作的机会较多，工作内容以无菌技术操作为主，如检查无菌包是否被污染、是否达到灭菌标准、是否在有效期内，以及消毒液的浸泡浓度、配制方法、浸泡时间是否达到要求等，均要求手术室护士具有良好的职业道德，在无人监督的情况下，坚持护理道德信念，具备有人在与无人在一个样、白班与夜班一个样、对生人与熟人一个样、对城市与农村患者一个样的道德风尚，自觉执行无菌技术操作，认真对待每台手术和每项辅助工作。用崇高的道德情操和高度的责任心，为患者的生命安全把好关。

（六）协作精神

手术室工作是一个以手术患者为中心的手术团队工作。因此，在手术过程中，手术室护士在台上要当好"二传手"，要求动作敏捷、迅速，分秒必争，准确地传递和供应每一样手术用品，合理满足手术团队成员要求，缩短手术时间；在台下要当好无菌区域的维护者。要学会与手术医生、麻醉医生、工勤人员以及其他后勤人员互相配合、互相尊重，建立和谐的团队氛围，建立良好的人际关系。

（七）无菌观念

无菌技术是手术室最基本和最重要的操作技术，它贯穿于手术室的一切工作之中。要求手术室护士熟练掌握手术室的空气消毒方法，器械物品的物理、化学消毒灭菌方法，消毒液的配制及检测方法，掌握无菌器械的保管和使用方法，无菌操作技术和特殊感染的消毒隔离技术。手术室护士应严格执行消毒隔离制度，控制术中感染，自觉执行无菌操作，为患者的生命把好每一关。

（八）人文素养

由于手术室工作的特殊性，护士有较多的机会可以接触到患者的隐私。随着医疗改革的不断深化和法治观念的增强，患者隐私的保护已成为当今社会所关注的热点。尊重手术患者的隐私是手术室护士关心和保护手术患者的道德义务，也是手术室护士的责任，更是其人文素养的体现。

二、手术室护士能力要求

（一）协调能力

手术室工作范围广，涉及科室多，手术室护士要同多个科室的手术医生配合工作。由于各个医生的习惯、性格不同，手术特点也不一样，常要协调多方面关系。这就要求手术室护士具有较强的处理人际关系的社交能力和语言表达能力，协调好各科室医务人员及手术室内人员的关系，妥善处理日常生活中的各种事务。只有这样，才能尽可能避免工作失误，最大限度地把工作做好。

（二）领导和管理能力

手术室的管理工作并不是手术室护士长一个人的责任，每一位护士都应掌握科学的管理方法，做好对患者、环境、仪器等的管理。

（三）交流沟通能力

手术患者是医护人员的共同服务对象，手术医生是手术室护士的合作者和特殊服务对象。手术前，手术室护士和手术医生要访视手术患者，与之轻松交谈，使手术患者了解手术中需注意的情况并表达内心感受，加强思想交流，以消除手术患者的紧张情绪和陌生感，使其积极接受手术治疗。护士不仅要与手术患者建立融洽的护患关系，还要注意与手术医生建立良好的工作关系，例如，了解手术医生的心理状态，向手术医生了解手术方式、术中所需的特殊器械等，及时澄清一些模糊不清的问题，以增进了解，加强合作。

（四）强烈的急诊观念及紧急情况处置能力

手术室常有急危重症患者需要进行抢救，这些患者病情来势凶猛，伤情复杂，病情变化迅速，随时都有生命危险。这就要求手术室医护人员具有强烈的急诊观念，抢救时必须争分夺秒，迅速准确，忙而不乱。如在手术过程中遇到突发状况，应沉着应变，机智灵活，熟练掌握各种抢救技术，熟知各种仪器的使用方法，并能迅速查出仪器的一般故障，协助麻醉医生和手术医生及时、准确、有效地执行各项操作，使手术顺利进行。手术室护士能否密切配合对急救工作的成功与否有着极其重要的意义。

（五）不断学习和提高以实践为基础的工作能力

现代化的手术室装备，先进的医疗技术（如器官移植、心脏瓣膜置换、骨髓移植、显微外科手术等），必须要有先进的护理技术配合。因此，应鼓励手术室护士刻苦钻研业务，不断学习新知识，总结经验，提升工作能力，以适应各类手术、新技术开展的需要，带动手术专科护理发展。

（六）科研、教学能力

医学的发展有赖于医护人员在工作实践中不断发现和提出新问题，并通过科研活动解决新问题。各种新手术的开展，促使护士必须不断学习新的知识，从事科研活动，发展新理论，并将科研成果应用到实践中，不断提高手术室护理质量。手术室护士还应具备语言表达和操作示范能力，并通过言传身教传授护理实践中的经验；同时要对手术室护理的基本理论、基本知识、基本技能学习常抓不懈，不断探索新的教学方法，从而提高教学水平。

第三节　手术室基本护理技术

一、外科手消毒

外科手消毒的目的是清除或者杀灭手部暂居菌，减少常居菌，抑制手术过程中手部表面微生物的生长，减少手部皮肤细菌的释放，防止病原微生物在医务人员和患者之间的传播，有效预防手术部位感染的发生。

（一）外科手消毒设施

1. 洗手池

洗手池应设在手术间附近，2 ~ 4 个手术间宜配置 1 个洗手池。洗手池大小、高低应适宜，且有防溅设施，管道不应裸露，池壁光滑无死角。应每日清洁和消毒洗手池。

2. 水龙头

水龙头数量与手术间数量匹配，应不少于手术间数量。水龙头开关应采用非手触式。

3. 洗手用水

洗手用水的水质应符合《生活饮用水卫生标准》（GB 5749—2022）要求，水温建议控制在 32 ~ 38℃。不宜使用储箱水。

4. 外科手清洁剂

由于肥皂液或肥皂冻在存放过程中容易滋生微生物，加上刷手时间长、步骤烦琐等原因，正被逐渐淘汰。术前外科洗手可用洗手液。目前市售的氯己定醇洗手液最大的特点是方便、快捷，盛器多为一次性使用，不易遭细菌污染，有的还具有芳香味及护肤作用等特点，已广泛应用于手的刷洗和消毒。但其价格较肥皂、碘伏高，有的使用者偶发皮肤过敏。因此，选择哪种外科手清洁剂应结合各医院具体情况而定。

5. 干手物品

干手物品常用无菌巾,一人一用。

6. 外科手消毒剂

外科手消毒剂要符合国家管理要求,在有效期内使用。用于外科手消毒的消毒剂主要有氯己定醇复合消毒液、碘伏和2% ~ 4%氯己定消毒液等。

7. 手刷

手刷应柔软、完好,重复使用时应一用一灭菌。

8. 计时装置

应配备计时装置,方便医务人员观察洗手与手消毒时间。

9. 洗手流程及说明图示

洗手池上方应张贴外科洗手流程图,方便医务人员规范手消毒流程。

10. 镜子

洗手池正前方应配备镜子,用于刷手前整理着装。

(二)外科手消毒前的准备

着装符合手术室要求,应着短袖洗手衣,洗手衣扎在洗手裤里面,摘除首饰(戒指、手表、手镯、耳环、珠状项链等)。指甲长度不应超过指尖,不应佩戴人工指甲或涂指甲油。检查外科手消毒用物是否齐全及处于有效期,检查刷手部位皮肤是否完好。将外科手消毒用物置于备用状态。

(三)外科手消毒方法

外科手消毒方法分刷手消毒方法(不建议常规使用)和免刷手消毒方法。

1. 刷手消毒方法

(1)刷手

刷手步骤如下:①取灭菌手刷。②用手刷取洗手液5 ~ 10 mL,依次刷洗双手、前臂及上臂下1/3,注意甲缘、甲沟、指缝等处的刷洗。刷手时稍用力,速度稍快,时间约3分钟(根据洗手液说明)。③刷手毕,用流动水冲去泡沫。冲洗时,双手抬高,让水由指尖至肘部方向淋下,手不要放在最低位,避免臂部的水流向手部,造成污染。

(2)擦拭

用无菌巾或一次性纸巾依次从手至肘上擦干。擦拭时先擦双手,然后将无菌巾折成三角形,搭在一侧手背上,对侧手持住无菌巾的两个角,由手向肘顺势移动,擦去水迹,注意不得再向手部回擦;擦对侧时,将无菌巾翻转,方法相同。

(3)消毒

一只手取手消毒剂5 mL,由另一只手指尖开始搓揉至肘上,同法搓揉另一只手,最后取消毒凝胶按七步洗手法搓揉双手,待药液自行挥发至干燥,达到消毒目的。

(4)注意事项

①刷洗后的手、臂、肘部不可触及他物,如误触他物,视为污染,必须重新刷洗。消毒后

的双手应置于胸前，肘部抬高、外展，远离身体。外科手消毒后应迅速进入手术间，避免受污染。②手刷最好选用耐高温的毛刷，用后彻底清洗、晾干，然后采用高压或煮沸消毒。一般不主张采用化学消毒剂浸泡手刷，其主要原因是避免由于毛刷清洗不彻底，残留洗手液，而造成消毒剂与洗手液相互作用，减弱消毒力；若手刷晾晒不干，会造成浸泡液被稀释；手刷的木质微孔中会吸附细菌，使浸泡液被污染等。

2. 免刷手消毒方法

（1）清洗双手

取 3 ~ 5 mL 手消毒剂涂抹双手、前臂及上臂下 1/3 处，彻底搓揉，顺序如下：①掌心相对，手指合拢，洗净掌心与指腹。②手心对手背，手指交叉搓揉，换手进行重复动作。③掌心相对，手指交叉，洗净指缝。④双手十指相扣，洗净指背。⑤一手握住另一手拇指旋转揉搓，换手进行重复动作。⑥指尖并拢，于掌心处揉搓，换手进行重复动作。⑦环行揉搓腕部、前臂及上臂下 1/3 处，换手进行重复动作。⑧冲洗双侧手指、手掌、手背，手抬高，使流动水顺手、上臂向肘部流下，不可倒流。

（2）擦拭

用无菌巾或一次性纸巾依次从手至肘上擦干。擦拭时，先擦双手，然后将无菌巾折成三角形，搭在一侧手背上，对侧手持住无菌巾的两个角，由手向肘顺势移动，擦去水迹，注意不得再向手部回擦；擦对侧时，将无菌巾翻转，方法相同。

（3）消毒

若流动水水质未达到要求，手术医生在戴手套前应用醇类消毒剂消毒双手后戴手套。

（四）连台手术的洗手原则

当进行无菌手术后的连台手术时，若脱去手术衣、手套后手部未沾染血迹、未被污染，直接用手消毒剂涂抹 1 次即可。手术衣潮湿、手套破损应重新进行刷手和消毒。

当进行感染手术后的连台手术时，脱去手术衣、手套，更换口罩、帽子后，按前述外科手消毒方法重新刷手和消毒。

二、术中无菌技术

术中无菌技术是整个手术的核心。手术时间长、环节多、人员杂，特别是在手术紧张时，稍有不慎，即可使无菌状态遭到破坏。因此，所有参加手术的人员必须认真对待，互相监督，并遵守以下规则。

①穿戴好无菌手术衣、手套的手术人员所在的无菌区域及无菌单所在的无菌范围应保持不被污染。手术台面以下视为有菌，手术人员的手、器械等不可放到该平面以下，否则视为被污染。②无菌包的内层包布应用无菌持物钳打开。手术医生铺毕第 1 层无菌巾后，必须重新消毒双手 1 次。③器械应从手术医生的胸前传递，不可从手术医生的身后或头部进行传递，必要时可从手术医生手下传递，但不得低于手术台的边缘，手术医生不可随意伸臂横过手术区拿取器械。④手术医生的手不要接触切口周围皮肤。切开皮肤后，应更换手术刀片和生理盐水垫，铺皮肤保护巾。处理空腔脏器残端时，应用生理盐水垫保护周围组织，并用碘伏消毒切口部位。已被污染的刀剪、敷料等，必须另放于弯盆中，不能放回无菌区。缝合

皮肤前，应冲洗切口，洗净手套上的血迹，去除皮肤保护巾，用碘伏消毒周围组织后，再进行缝合。⑤无菌物品一经取出，即使未使用，也不能放回无菌容器内，必须重新灭菌后再使用。无菌包打开后若未被污染，超过 24 小时便不可使用。一次性物品应由巡回护士打开外包装后，由洗手护士用镊子夹取，不宜直接在无菌桌面上撕开。⑥利用包布铺无菌区时，包布的内面是无菌的，而包布的外面、边缘视为有菌。临时打开无菌包拿取物品时，应使用无菌持物钳夹持或将包布四角翻转并用手握住四角，由洗手护士接取无菌物品。⑦保持无菌巾干燥，取用无菌溶液时应防止液体外溅，无菌巾一旦被浸湿，应立即更换或加铺。软包装的无菌溶液打开后，应一次用完，不保留。若为瓶装溶液必须保留时，应注明开启的时间，并及时盖好瓶盖，避免污染，2 小时内有效。若无菌包坠落地面、无菌区建立超过 24 小时，均不可使用。手套破损，应及时更换。未经消毒的手不要跨越无菌区。⑧手术医生更换位置时，如两人邻近，先由一人双手放于胸前，与交换者采用背靠背形式交换；如非邻近，则由双方先面向手术台退出，然后交换。⑨术中关闭门窗，尽量减少开关门的次数。限制非手术人员进入手术间，减少人员走动，参观者距离手术人员 30 cm 以上。口罩潮湿后及时更换。手术医生咳嗽、打喷嚏时，应将头转离无菌区。巡回护士及时擦拭手术医生的汗液，避免滴落在手术台上。

三、手术区铺巾法

（一）铺巾目的

建立无菌手术区，防止细菌进入切口，以避免或减少手术中的污染。

（二）铺巾原则

铺无菌巾应由穿戴完毕的洗手护士和已洗手的手术医生共同完成。洗手护士在传递无菌巾时避免接触手术医生的手。铺无菌巾时，应使无菌巾距离切口 2 ~ 3 cm，悬垂至床沿 30 cm 以下，至少铺 4 层。无菌巾一旦放下，不能再移动，确有必要移动，只能由内向外移动。无菌剖腹单（孔巾）在展开时，洗手护士要手持无菌剖腹单角向内翻转遮住手臂，避免污染手套。

无菌巾可用布巾钳固定或用切口薄膜粘贴。严格遵循铺巾顺序，原则上第 1 层无菌巾是先遮盖污染区域，而后按顺序铺出术野。如腹部手术的手术区铺巾顺序：切口下侧→切口上侧→切口对侧→切口同侧。铺巾过程中要严格遵守无菌操作原则，凡经外科手消毒后而未戴无菌手套的手触摸过的无菌巾，一定要加铺无菌巾，以保持手术区域的无菌状态。

（三）常见手术铺巾法

1. 颈部手术铺巾法

颈部手术铺巾法适用于甲状腺手术、颈前入路手术、颈后入路手术、颌面外科手术等。

将 2 块治疗巾卷成中空的布卷，洗手护士手持布卷外面递给手术医生，手术医生将手伸进布卷中间，填塞患者颈部两侧的空隙。切口周围铺无菌巾 4 块，用 4 把布巾钳固定。铺剖腹单 1 张，遮盖患者躯体、头部托盘及器械托盘。铺中单 1 块，遮盖切口下缘至器械托盘处。铺中单 1 块，遮盖切口上缘至头顶托盘（颌面外科、颈后入路手术为麻醉架，甲状腺、颈前入路手术为托盘）。

2. 上肢手术铺巾法

上肢手术铺巾法适用于肱骨手术、尺（桡）骨手术、手部手术等。

中单 1 块（双层），先对折，再反折 1/4，手术医生的手置于反折面内部，将反折面塞于术侧肢体下，其余部分铺于托手桌上，使无菌单达到 4 层。治疗巾 1 块，手术医生由下至上包绕术侧肢体近端，用 1 把布巾钳固定。同上一步，第 2 块治疗巾必须覆盖第 1 块治疗巾。对折 1 块治疗巾，包绕术侧肢体远端（手部手术无须包裹），用无菌绷带包扎固定（由手术医生完成）。铺中单 1 块，遮盖躯干及器械托盘。铺中单 1 块，遮盖切口上缘至麻醉架。铺剖腹单 1 块，术侧肢体从孔中穿出。用治疗巾再次包裹肢体远端，无菌绷带包扎固定（由穿戴完毕的手术医生完成）。

3. 髋部手术铺巾法（侧卧位）

（1）髋关节手术传统铺巾法

①中单 2 块，塞于患者躯体两侧与体位支架之间，遮盖体位支架。②中单 2 块，铺于术侧肢体下（平大腿根部）。③4 块无菌巾铺于大腿根部，用 4 把布巾钳固定。④中单 1 块，包裹术侧肢体末端，用无菌绷带包扎固定。⑤中单 1 块，遮盖上身及头架。⑥铺中单 1 块，遮盖切口上缘至麻醉架。⑦铺剖腹单 1 张，术侧肢体从孔中穿出。⑧重复步骤④（由穿手术衣、戴无菌手套的手术医生完成）。

（2）髋关节手术美式铺巾法

①中单 1 块，塞于躯体两侧与体位支架之间，遮盖体位支架。②中单 1 块，铺盖上身及头架。③中单 1 块，铺于术侧肢体下（平大腿根部）。④2 块治疗巾用 1 把巾钳呈 "V" 字形固定，置于术侧肢体下，向上拉并用 2 把布巾钳将 2 块治疗巾固定于上端中单上。⑤大单 1 块对折，整边对大腿根部，上层略长于下层，用 2 把布巾钳从整边内部固定于中单上，游离端上层包小腿，用 1 根无菌绷带固定。⑥铺中单 1 块，遮盖切口上缘至麻醉架。⑦铺剖腹单 1 张，术侧肢体从孔中穿出。

4. 下肢手术铺巾法

下肢手术铺巾法适用于股骨手术、胫腓骨手术、足部手术。

中单 1 块塞于术侧臀部与手术床之间（胫腓骨及足部手术无须塞中单）。中单 2 块，铺于术侧肢体下。4 块治疗巾铺于大腿根部，用 4 把布巾钳固定（胫腓骨及足部手术则铺于切口上方）。股骨及胫腓骨手术用中单 1 块，包裹术侧肢体远端，用无菌绷带包扎固定。铺剖腹单 1 张，股骨及胫腓骨手术肢体从孔中穿出暂不放下，再铺中单 1 块，将肢体放于上面再包裹 1 次（由穿手术衣、戴无菌手套的手术医生完成）。足部手术剖腹单铺巾方向相反，长端向上，短端向下。

5. 腹会阴联合手术铺巾法

腹会阴联合手术铺巾法适用于直肠癌手术、乙状结肠癌手术等。

中单 1 张，对折后塞于臀下（巡回护士协助抬高患者臀部）。将脚筒开口朝外反折 1/4，洗手护士双手置于反折处里面递给铺单医生，铺单医生同样将双手置于反折处里面（注意不要碰到洗手护士的手），由洗手护士拉住脚筒底部，协助医生将脚筒套于患者右腿，套好后将反折处翻转,将体位支架遮盖(直肠癌手术时,此时由医生导尿)。再用同样的方法将脚筒套于患者左腿。治疗巾4块,铺盖腹部切口四周,铺切口薄膜。铺剖腹单,剖腹单上端朝下,切口处向上展开遮盖上身及麻醉架,向下展开至患者膝部即可。用中单铺托盘,托盘应高于患者膝部,置于患者右腿处。铺中单1块,遮盖切口下缘至器械托盘,起到加大无菌区域的作用。铺中单1块,遮盖切口上缘至麻醉架。

6. 乳腺癌根治术铺巾法

中单1块,先对折,再反折1/4,手术医生将手置于反折面内部,将反折面塞于术侧背部,其余部分铺于托盘上。作为铺切口的第1张治疗巾,横向反折1/4,巡回护士将患者的肢体抬起,反折向外铺于术侧肢体下面。用无菌巾包裹术侧上肢,以无菌绷带包扎固定。铺中单1块,遮盖麻醉架。治疗巾3块,均横向反折1/4,铺于切口上、下及对侧,布巾钳4把固定,与先前铺的一张共同完成切口周围的铺置。铺剖腹单1张,术侧肢体从孔中穿出,再套1个无菌袖套(由穿手术衣、戴无菌手套的医生完成)。铺中单1块,遮盖切口下缘至器械托盘。中单1块,横铺于麻醉架及术侧放置的输液架上,用2把布巾钳固定,形成无菌障帘。

四、手术体位安置法

(一)手术体位概述

1. 手术体位概念

手术体位是指手术中患者的卧式,由患者的姿势、体位垫的使用、手术床的操作、手术中维持、约束5个部分组成。

2. 标准手术体位

标准手术体位要符合解剖功能位,对各种体位躯干的轴线、四肢关节的角度、肢体的高低都有明确的要求。肢体不能过度外展、外旋,并要求充分暴露术野,方便医生操作及麻醉管理。目前手术室常用的标准体位有仰卧位、侧卧位、俯卧位、膀胱截石位等。

(二)手术体位对机体的影响

1. 对循环系统的影响

手术体位变化时,机体通过一系列复杂的调节机制保证中枢神经系统适宜的血流灌注。俯卧位时,支撑物压迫下腔静脉或直接压迫心脏,会导致心排血量急剧降低或心搏骤停;截石位时,约束带过度压迫及肢体过度外展、外旋,会引起腘动脉血液循环障碍;侧卧位时,体位固定不当会导致身体前倾、前俯,影响腋静脉、头静脉的回流;上肢过度外展亦可使锁骨下血管和腋部血管牵拉受压,使血液回流受阻而造成肢体肿胀。

2. 对神经系统的影响

手术体位改变对脑血流的影响,主要取决于平均动脉压和脑血管阻力的变化。手术体位对外周神经系统的损伤主要有5个原因,即压迫、牵拉、缺血、机体代谢功能紊乱、外科手术损伤。手术体位对神经系统的影响如下。

(1)颈丛神经损伤

取头高脚低位而腕部被约束固定,当身体因重力下滑时,颈丛神经可受到牵拉而损伤,常表现为肩颈部顽固性钝痛。

（2）臂丛神经损伤

肩托支架位置不对、上肢外展超过90°、侧卧位时下头部和上胸部未予以垫枕保护都可引起臂丛神经损伤。

（3）桡神经损伤

安置仰卧位时，腕部被约束固定而肘部屈曲，桡神经可在手术床边角与肱骨内侧面之间受到挤压而被损伤；安置侧卧位时，如将健侧上肢强行牵离体侧，也可引起桡神经损伤。

（4）尺神经损伤

由于尺神经位于肘后部位，位置表浅，易被损伤。尺神经的过度牵引会导致其损伤；床的边缘、不平整的敷料直接压迫尺神经沟，使尺神经受损；因手术操作、麻醉过浅，而使体位改变导致损伤；肘部完全屈曲时间过长，可因牵拉作用而导致缺血和尺神经损伤。

（5）腓总神经损伤

腓总神经是坐骨神经两末支之一，沿腘窝外上界至腓骨头，位置甚浅，易被损伤。膝关节处用宽的约束带约束，加之人体消瘦，易损伤腓总神经；截石位、侧卧位时，膝外侧被支腿架或硬物挤压时易损伤腓总神经。

3. 对呼吸系统的影响

体位变化对呼吸系统的影响来自两个方面：重力和机械性障碍。重力作用引起器官组织的移位和体液再分布，导致胸腔及肺容量的变化；机械性障碍指对人体施加的外来压力对器官功能的影响。手术体位对呼吸系统的影响如下。

（1）肺通气不足

任何压迫或限制胸廓运动或膈肌收缩，导致肺顺应性降低的机械性因素，均能引起肺通气不足。随着手术时间的延长，患者可出现缺氧或二氧化碳蓄积等现象。

（2）呼气性呼吸停止

呼气性呼吸停止是指膈肌下降，肺持续扩张，肺牵张感受器持续兴奋，通过赫布假说机制所产生的呼吸停止。常发生于由仰卧位改为坐位或头高仰卧位的过程中。

（3）上呼吸道阻塞

头颈前屈过度、气管插管折曲容易导致呼吸道阻塞，常发生于侧卧位、俯卧位、坐位手术。

（4）肺部病变播散或窒息

痰多、咯血或支气管胸膜瘘的患者，取健侧卧位后患肺的脓痰、血液容易侵入健侧肺而引起病变播散，如大量痰液、血液涌出，易导致急性窒息。

（5）肺不张

开胸手术均取健侧卧位，胸腔打开后患侧肺萎陷，健侧肺的通气量增加。如体位安置不当，会导致健侧的膈肌移动度和胸廓的活动度严重受限，使气道清除率降低，痰液黏稠，引流困难，干扰手术。

（6）误吸、窒息

常见于手术前禁食不严格或上消化道出血的患者，由于体位安置不当，出现腹压增高，使胃内容物反流，造成误吸，甚至发生窒息。

（三）手术体位安置原则

1.避免影响患者呼吸功能

患者处于侧卧位时，膈肌移动度受限，下降幅度减小，潮气量也相应降低。摆放体位时，应避免颈、胸受压，以免影响患者呼吸功能。

2.避免影响患者循环功能

患者处于侧卧位或俯卧位时，可出现回心血量减少，心排血量下降。摆放体位时应注意维持充分的血液循环，促进静脉回流，防止血栓形成和防止循环紊乱，避免外周血管和血液回流受阻。

3.避免压迫患者外周神经

患者麻醉后运动感觉消失，保护性反射消失。故仰卧位时，上肢外展不超过90°，避免损伤臂丛神经；膀胱截石位时，应保护腘窝处，避免腓总神经受压；俯卧位时，保护好膝关节，将小腿垫高，使足尖自然下垂。

4.避免皮肤受压

保持患者身下的床单、中单平整、干燥、柔软；在患者受压关节、骨隆突及肌肉组织薄弱的地方垫平整的软垫加以保护；不能压迫电极片安置处的皮肤，避免由于手术时间过长导致压疮发生。

5.避免骨骼、肌肉过度牵拉

将患者头部及四肢置于功能位，避免麻醉后头部长时间处于过伸位导致颈部疼痛，四肢不能过度牵引，避免关节脱位。

6.避免影响手术野的暴露

手术体位固定牢靠，松紧适度，避免手术中体位移动影响医生操作，保证患者手术安全。

7.避免影响麻醉监测

摆放手术体位应留出心电监护的电极片安置的位置，便于麻醉监测；保证静脉通路通畅，便于有效输液、输血及给药。

（四）手术体位常见风险及对策

1.压疮

（1）相关风险因素

压疮是卧床患者局部组织长期受压、血液循环障碍、皮肤及皮下组织营养供给受阻，导致组织细胞缺血、缺氧，局部组织失去正常功能而发生潮红、肿胀，甚至溃烂、坏死的一种并发症。压疮多见于骨隆突部，如髂嵴、骶尾部、髋部、足跟等，长时间受压或约束带过紧、床垫过硬易致皮肤缺血、坏死，尤其是营养不良的老年人在低血压、低体温时特别容易发生。

（2）对策

①手术前访视时对患者的年龄、营养状况、病情、皮肤情况进行细致评估，做到心中有数。②保持床单平整，无皱褶，无碎屑。③安置手术体位时，避免拖、拉、推，动作要轻柔。④手术中巡回护士应严密观察患者肢体血液循环情况，如皮肤颜色、弹性、张力；发现体位移动及时纠正；若手术时间长，在病情许可的情况下，对肢体受压部位进行按摩等被动活动。

⑤设置手术体位时，在患者受压关节、骨隆突部位、肌肉组织薄弱的地方垫软垫保护，重点受压部位贴压疮贴。⑥保持受压部位干燥，避免潮湿。⑦合理安置手术体位，保持患者安全、舒适，并使手术部位充分暴露；分散手术体位带来的重力，减轻接触面压力；手术体位应固定牢固，防止手术过程中移位。⑧选择合适的体位垫，体位垫外包裹材质要求透气、吸汗、表面光滑、无棱角。⑨手术结束后仔细检查患者皮肤完整性，如有受损及时处理、记录。

2. 颈椎损伤

（1）相关风险因素

全身麻醉手术时颈部肌肉张力丧失，搬动患者时，如果过度扭动头部，会导致颈椎脱位及颈椎损伤。

（2）对策

搬动患者时不要用力过猛，要保持头、颈、肩、躯干在中轴线上。

3. 手术体位器具引起交叉感染

（1）相关风险因素

手术室空气及物体表面洁净程度已得到重视，但手术体位器具的洁净程度往往被忽视。由于手术体位器具用于不同患者及各种类型的手术，并与医护人员及手术器械台接触，其携带的细菌在手术体位器具的储存环境、医护人员的手、手术患者的皮肤、手术床、手术被盖之间互相传播，可能导致手术患者的交叉感染。

（2）对策

①手术体位器具应选择易于清洗、消毒的材质，定期清洗、消毒。②手术体位器具在使用前用无菌包布平整包裹，做到包布"一人一用一洗一灭菌"。

（五）常用手术体位器具

1. 凝胶垫

凝胶垫是一种适用于所有手术患者的体位垫，由聚硅酮制成。它能均匀地分散手术患者的体重，增加皮肤与体位垫的有效接触面积，从而减小两者间的压力。由于材质特殊，凝胶垫具有很好的弹性、抗压性及透气性，表面光滑，极易清洗，可防止细菌附着导致感染。它能透过 X 线，不影响手术中 X 线片拍摄的正常进行。但其造价高，价格昂贵，目前还未能在临床普遍使用。

2. 软垫

软垫内用高密度海绵做支撑，外面用皮革包裹。根据其使用部位的不同可制成多种规格，常见的有头枕、腋枕、肩垫、腰枕、跪枕、足跟垫、头圈。

3. 水袋

水袋包括 500 mL 软包装水袋、装 2/3 容积的 3 L 水袋。

4. 约束带

约束带由帆布制成，分成人和小儿两种规格。

（六）手术体位器具的管理

手术体位器具应置于固定的房间，定点、定位放置，存放环境应清洁、干燥、通风，存放架每日用消毒剂擦拭，定期做空气消毒。手术体位器具存放间应专人管理，做好手术体位器具的清点、整理、保养工作，以满足手术需求。

（七）常见手术体位的安置

安置手术体位有如下基本要求：①掌握正确的体位摆放方法。②了解人体基本的生理和解剖知识。③准确准备体位安置所需的器具。

1. 仰卧位

仰卧位是最基本，也是临床应用最广泛的手术体位。多数头部、颌面部、颈部、胸部、腹部、四肢等部位手术皆使用此体位。人体处于仰卧位时，主要受力点集中在枕部、双侧肩胛部、骶尾部、双侧肘部和足跟部。对于手术时间长、体质弱、易形成压疮的患者，可采用硅胶材质的体位垫分别放于这些受力部位。

常规物品准备：软垫1个、无菌治疗巾2块、约束带1根、硅胶头圈1个、中单1块。

（1）水平仰卧位

水平仰卧位适用于胸部、腹部、下肢等部位手术。

方法及步骤：患者仰卧在手术床上，头部垫硅胶头圈（时间较长的手术）；靠近吊塔的一只手搭在托手板上，另一只手自然放于身体侧边，以中单固定；双下肢伸直，略分开，双膝下放一软垫，双足跟下放无菌治疗巾，以免双下肢伸直时间过长引起神经损伤；约束带轻轻固定在膝上三指处，松紧适宜，以免压迫腓总神经。

（2）垂头仰卧位

垂头仰卧位适用于甲状腺、颈前入路、腭裂修补、全麻扁桃体切除、气管切开、食管异物取出、气管异物取出等手术。

特殊用物：颈垫1个、肩垫1个、500 mL软包装生理盐水袋2袋。

方法及步骤：患者平卧于手术床上，保持头颈中立位，头部后仰。头下垫硅胶头圈，肩下垫一肩垫（肩垫上缘与肩平齐）；颈部悬空处垫一颈垫；用无菌治疗巾包裹500 mL软包装生理盐水袋分别放于头颈两侧，以固定头部。其余同水平仰卧位。

（3）侧头仰卧位

侧头仰卧位适用于一侧头部、颈部、耳部的手术。

特殊用物：肩垫1个。

方法及步骤：患者平卧，头偏向健侧。患侧肩下垫一肩垫，头下垫硅胶头圈。其余同水平仰卧位。

（4）其他手术仰卧位

摆放要点：①腹腔镜下阑尾切除术，待建立气腹后，调节手术床为头低脚高（30°），右高左低（左倾15°）。②腹腔镜胆囊切除术，待建立气腹后，调节手术床为头高脚低（30°），右高左低（左倾15°）。③腹腔镜下胃、脾脏、右半结肠切除术，先将患者的骶尾部轻轻移到手术床背板与腿板折叠处，注意两腿左右分开要对称，中间以可站立一名医生为宜；用约束带固定小腿中部，约束带与皮肤接触面应用棉垫保护，注意松紧适宜。

2. 侧卧位

侧卧位主要用于泌尿外科的肾脏手术，胸外科的食管及肺部手术，骨科的髋关节手术等。

侧卧位的受力点分布于耳郭、肩部、髂嵴、膝外侧、外踝等，相对于仰卧位，患者承重面积小，局部压迫导致皮肤损伤和压疮的危险性相对较高，特别是大转子部位承受的压力最大，是压疮的易发部位。因此，对于身体瘦弱、营养状况较差的患者，尤其要注意这些部位的保护。

常规物品准备：硅胶头圈1个、腋枕1个、软枕1个、侧卧手架1个、腰架2个、约束带2根、软垫2个或棉垫2块。

（1）一般侧卧位

方法及步骤：将患者置于90°侧卧位，背部靠近床沿；头部垫硅胶头圈，腋下垫一腋枕，腋枕应距腋窝10 cm，以防止下臂受压而损伤腋神经；安放侧卧手架，侧卧手架放在托手板前面，与肩同高；上侧手臂自然屈曲置于头侧（放于托手板上），以约束带固定，注意手臂不能悬空，手腕不能下垂；安置下侧手臂时，用手将患者肩部略向外拉；身体两侧分别放置腰架，身体前侧的腰架放置于耻骨联合处，背侧的腰架放置于腰骶部，腰架与患者之间放置棉垫或软垫，以缓冲腰架对患者身体的压力，放置腰架时注意避开男性患者的外阴，以免其受压；上侧下肢屈曲90°，下侧下肢向后伸直，以利于腹部放松；两腿之间夹一软枕，软枕放置于大腿根部，以充分将两腿分开；双足避免相互接触，应自然放平；约束带固定髋部。

（2）泌尿外科手术侧卧位

泌尿外科手术侧卧位适用于肾及输尿管中上段手术。

特殊用物：硅胶大方垫1块。

方法及步骤：将患者肾区（肋缘下3 cm）对准手术床背板与腿板折叠处，腰下垫硅胶大方垫；上侧下肢伸直，两腿之间放一软枕，下侧下肢屈曲；约束带固定肢体（以不影响消毒范围为宜）。

（3）胸外科手术侧卧位

方法及步骤：配合医生将患者向手术床一侧移动；将患者翻向另一侧，身体与手术床呈90°；将腋枕垫于患者腋下，上至腋窝、下至髋部上缘。其余同泌尿外科手术侧卧位。

（4）神经外科手术侧卧位

特殊用物：肩带1根、油纱。

方法及步骤：将患者置于90°侧卧位；头下垫硅胶头圈（或安置侧卧位头架），注意将健侧耳郭放于硅胶头圈中空部，防止受压，患侧耳道塞棉球，防止消毒液进入耳道内；眼睛用油纱覆盖，防止消毒液滴入眼内，损伤角膜；将腋枕垫于患者腋下，上至腋窝、下至髋部上缘；健侧上肢置于托手板上并以约束带妥善固定，患侧上肢置于身侧，用约束带固定；患侧肩部用肩带向腹侧牵拉，固定于手术床两边，以充分暴露术野。其余同泌尿外科手术侧卧位。

（5）骨科手术侧卧位

特殊用物：手术体位支架3个、会阴封闭用物（手术薄膜及棉纸或手术敷贴）、棉垫若干块。

方法及步骤：封闭会阴部；协助医生将患者置于90°侧卧位，患侧在上；将腋枕垫于患者腋下，上至腋窝、下至髋部上缘；将3个手术体位支架分别固定于两乳之间、两肩胛骨之间、耻骨联合处，并用棉垫保护受压皮肤。其余同泌尿外科手术侧卧位。

3. 俯卧位

俯卧位涉及的手术类型包括头颈部手术、脊髓手术、胸腰椎手术、经皮肾镜碎石术等。俯卧位时人体的受力点主要集中在前额、颧骨、髂前上棘、膝关节和足尖，摆放时应注意分散各处压力，以免出现局部压疮。

摆放俯卧位时，首先将患者在接送车上于仰卧位状态下完成全身麻醉，然后由医护人员共同配合，将患者沿身体轴线翻身至俯卧位。翻身前，应根据患者体型选择合适的体位架。

常规物品准备：俯卧位体位垫1套、软枕1个、硅胶头圈1个、透明保护膜、中单。

（1）一般俯卧位

方法及步骤：翻身前先用透明保护膜贴住患者眼睛；将患者俯卧在体位垫上，注意将胸腹悬空；男性患者注意避免阴囊受压，女性患者注意避免乳房受压；头下垫硅胶头圈，头偏向一侧，注意双眼、耳郭不受压；双上肢平放，置于身体两侧，用中单固定，或自然弯曲置于头两侧，注意手臂不能悬空，悬空部位用中单垫实；膝下垫软枕，保持功能位，两脚分开，足尖自然下垂；每隔30分钟检查眼部受压情况，并且将头部轻轻抬起一次，以减轻面部受压。

（2）其他手术俯卧位

摆放要点：①强直性脊柱炎手术，应准备弓形俯卧位体位垫、硅胶方垫3块（大方垫1块，小方垫2块），摆放时应遵循患者的身体弧线，不得随意调整患者的弧线。②颈椎手术，应根据手术医生的要求，准备有创头架或无创头架，有创头架的螺钉必须消毒灭菌，摆放时要仔细检查眼部受压情况。③颈椎手术，使用无创头架且手术时间较长时，可在颜面部受压部位粘贴保护膜，可减少摩擦；双眼、鼻、唇部禁止受压，双上肢自然放于身体两侧。④经皮肾镜碎石术，应准备腋枕、硅胶头圈、特制软枕。硅胶头圈垫于头下，腋枕垫于胸部，软枕垫于腹部，体位摆放后在患侧身下垫一塑料袋，防止手术过程中水浸湿患者的身体。

4. 截石位

截石位用于各种需要在会阴及肛门部位操作的手术，普通外科包括各种直肠及肛门手术，妇科包括各类阴式手术、腹腔镜下子宫全切术及宫腔镜手术等，泌尿外科包括膀胱镜检查术、输尿管镜碎石术等手术。摆放截石位时应特别注意避免压迫腘窝及腓总神经。

物品准备：腿架1对、硅胶方垫2块、约束带。

方法及步骤：安放腿架；将患者臀部移到手术床背板下缘，根据手术方式及医生的需要，臀部置于床沿或略超出床沿；将患者两腿分开放在腿架上，腘窝处垫硅胶方垫，腿部用约束带固定。

注意事项：①腿部的摆放应遵循"T-K-O"连线原则，即患者的足尖、膝关节、对侧的肩在一条直线上。在麻醉状态下，关节韧带、肌肉呈松弛状态，意识清醒时做不到的关节活动此时可能能做到，因此注意关节和肢体应维持正常的生理状态和功能位，避免过度牵拉。如果腿部外展程度超过"T-K-O"连线，就有可能造成股骨颈骨折。②双腿外展时，应避免外旋。③腿架对腿的支撑面应为小腿肌肉丰厚部，使腘窝处于悬空状态，同时避免腿架边缘压迫腘窝。④双上肢平放，置于身体两侧，以中单固定；手臂较长的患者，选择使用托手板使两臂外展。⑤确认腿架固定牢靠后，拆卸手术床腿板。⑥安置截石位腿架时，应根据手术医生要求调至合适高度，让患者在清醒状态下感受腿架位置是否合适，并根据安置原则，将腿架调至理想状态。⑦泌尿外科手术摆放截石位时，注意在胸腹部盖治疗巾保暖，臀下垫塑料袋，防止手术时水浸湿臀部。⑧在子宫全切术或子宫内膜癌手术时，则采用膀胱截石位合并头低脚高位，在准备物品时，需同时准备膀胱截石位腿架和腰架（此时作为肩挡板）各2个。在安放腰架时，腰架挡板内侧应避免压迫颈动、静脉，挡板与头颈部间隙以能插入手掌为宜，同时注意避开锁骨凸出部分。腰架与患者之间放置棉垫或软垫，以缓冲腰架对患者身体的压力，以免局部压伤。调节床面为头低脚高位（25°~30°），避免角度过大使脏器压迫膈肌而影响呼吸。⑨摆放小儿体位时，四肢要用棉垫和纱布绷带固定，松紧适度；特别注意保护小儿的呼吸和循环功能，注意保暖。

5. 骨科牵引手术体位

骨科牵引手术体位摆放原则：在摆放骨科牵引手术体位前，应先进行麻醉，麻醉起效后，由医生与巡回护士共同配合完成体位摆放。此类手术多为老年患者，因此需要特别注意在体位摆放过程中动作轻柔，避免再次发生骨折，同时注意对皮肤褶皱处及骨隆突部的保护，避免压疮。不需要进行牵引的身体部位，以使患者舒适为原则摆放。

物品准备：骨科牵引架、棉垫3块、治疗巾1块、约束带1根。

方法及步骤：①使用前仔细检查骨科牵引架各部件是否完整，性能是否良好。②安放骨科牵引架，注意检查骨科牵引架与手术床是否牢固。③会阴柱用棉垫包好，注意保持平整、无皱褶。④移动患者至会阴柱。⑤根据患者身高调节活动臂的长短。⑥将患者双足置于足托架上，足托架内用棉垫做衬垫，并妥善固定。⑦健侧手臂搭在托手板上，用约束带固定，患侧手臂利用麻醉头架固定，将患侧手臂的肘部弯曲固定于麻醉支架上，肘部要用治疗巾包裹，避免皮肤直接接触麻醉支架，固定时松紧要适宜，以能伸进一个手指为宜。

第二章 手术室环境布局和常用物品管理

第一节 手术室环境和布局要求

手术室是医院为患者进行手术诊断、治疗和抢救的重要场所，手术室环境设计和内部布局必须合理，不仅要满足医疗工作的需要，还应做到充分、合理利用资源。

一、手术室的建筑布局及区域划分

医院的手术室应根据该医院的实际情况和具体规模来确定其建筑布局和区域划分。

（一）手术室的建立

手术室应设在与手术科室、病理科、输血科、影像科和检验科等相邻近的区域，手术室周围环境应整洁、避免噪声和污染源，手术间应避免阳光直接照射。有条件的医院手术室应独用一层，以便管理。

（二）手术室的组成

1. 手术间

手术间分为无菌手术间、一般手术间和感染手术间，面积一般为 $30 \sim 60\,m^2$，高为 $2.9 \sim 3.0\,m$。手术间的数量应根据手术科室病床而定，一般每 $25 \sim 30$ 张病床宜设置一间手术间，根据科室需要，可设大、中、小面积不等的手术间。

2. 手术室清洁区附属房间

手术室清洁区附属房间包括洗手间、无菌敷料间、无菌器械间、护理站、药品间、仪器设备间、麻醉准备间及麻醉复苏室等。

3. 手术室供应区附属房间

手术室供应区附属房间包括更鞋室、更衣室、洗手间、手术器械准备间、敷料准备间、器械清洗间、消毒室、餐饮间、办公室、值班室、污物处理间、标本室等。

（三）手术室的区域划分

1. 手术室三条通道

手术室应设立三条通道，即工作人员通道、手术患者通道、物品供应通道。

①工作人员通道：工作人员入口处应设更鞋室，男女更衣室应设两个出入口，一端通更鞋室，另一端通手术区域。②手术患者通道：手术室应设有手术患者专用电梯，配有手术室专用的内外交接车接送手术患者。③物品供应通道：为手术室物品出入的专用通道。

三条通道尽量区分使用，避免交叉污染。

2. 手术室三区

手术室严格划分三区，即限制区、半限制区、非限制区。三区可设在同一楼层，有条件者可分设在相邻近的两个楼层。

①限制区：对人流、物流的进入进行严格限制的区域，应安排在最内侧，包括手术间、洗手间和无菌敷料间等。②半限制区：对人流、物流有一定限制的区域，应安排在中间，主要指敷料准备间、消毒室、麻醉复苏室、麻醉准备间等，内镜室、感染手术间亦可放在此区内。③非限制区：无特殊洁净度要求的工作区域，应安排在最外侧，设更衣室、卫生间、值班室、标本室、污物处理间、餐饮间、护士办公室、手术患者接收区、手术患者等候室等。

二、手术间内部布局及要求

（一）地面及墙面要求

手术间的地面和墙壁建筑材料应光洁、耐洗、耐酸碱腐蚀、无接缝或少接缝、抗菌、保温、隔声、色泽柔和。墙面颜色宜选用浅绿、淡蓝色，或采用大理石暗纹，以消除手术医生视觉疲劳感。墙壁与天花板或地面衔接处应呈半圆弧形，以便于清洁，减少积灰。

（二）手术间的硬件设施

1. 门

手术间应采用电动感应门，使其具备移动快、隔音、密闭、坚固、耐用等特点。门上宜开玻璃小窗，有利于观察和采光。手术间应设置前、后门，前门通向洁净走廊，后门通向清洁走廊（如是环岛模式，后门通向无菌物品走廊）。

2. 光源

外形设计简单、表面平整无死角、易清洁消毒的无影灯是手术间照明光源的首选。打开无影灯时，在开启开关后将灯调节至合适的亮度，手术中可通过调节无影灯中心圆轴来调节焦距，通过调节灯体的纵轴及手柄来调节灯光角度。手术后关闭无影灯时应先将灯的亮度调节至最低，然后关闭开关。无影灯的灯罩及灯面（玻璃面）应于每日手术前、手术后进行清洁。各轴节定期上油。

3. 电路设备

手术室要有双路电源，并能在 1 ~ 2 秒自动切换。手术间内应有多个电插座组，每组插座上应配有多个多用插口，插座有防火花装置及密封盖。同时有接地系统，防止火花引起爆炸等意外事件。手术时尽量使用吊塔插座，尽量不用接线板，避免地面电线过多。每个手术间应有独立的配电箱。

4. 手术供气系统

手术间内的旋转吊塔及墙上应分别安装一式两套的负压吸引、氧气、二氧化碳、氩气、压缩空气等管段终端接口。

5. 手术床

手术床大致分为电动和手动两类，其基本构件由床面、床架（升降台）、头架、约束带等组成，不同型号的手术床应配备相应的手术体位配件，如托手板、截石位腿架、延长床板、骨科牵引架等，便于摆放不同手术体位。电动式手术床配备控制面板及电源线，手动式手术床配备调节操纵杆。手术床应具有升高降低、左倾右倾、前倾后倾、升高或降低腰桥等功能。整个手术床可使 X 线透过，便于术中使用 C 臂机。手术床床垫应舒适，易于清洁、消毒。

6. 温度调控系统

温度调控系统有冷、暖气设备。手术间的温度应控制在 21 ~ 25℃，相对湿度控制在 40% ~ 60%。有条件的医院可安装空气净化设施。

7. 其他设施

有教学任务的医院考虑设电视教学装置，或与手术间隔音的手术看台及音控对话机等。此外，还可设背景音乐系统，它可以提供背景音乐，创造轻松的手术环境，减轻患者的焦虑与恐惧及医护人员的工作疲劳感。

三、洁净手术室的空气调节与净化技术

2013 年，中国建筑科学研究院会同有关单位在《医院洁净手术部建筑技术规范》（GB 50333—2002）的基础上修订完成了《医院洁净手术部建筑技术规范》（GB 50333—2013），并于 2014 年 6 月开始实施。一系列标准和规范的制定与实施，统一和规范了我国医院洁净手术室的设计建造标准，对我国医院洁净手术室的建设和发展起了相当大的推动和促进作用。

（一）洁净手术室的概念

洁净手术室是由洁净手术间、洁净辅助用房和非洁净辅助用房组成的相对独立的功能区域。

洁净手术室指采取一定的空气净化措施，对手术室环境的空气进行除菌、温湿度调节、新风调节等系列处理，过滤掉空气中的尘粒，同时也除掉微生物粒子，使手术室保持洁净、温湿度适宜的状态，最终使手术室达到一定的空气洁净度级别。

（二）洁净手术室的空气调节系统与净化的处理流程

1. 空气调节系统

洁净手术室空气调节系统主要由空气处理器，初、中、亚高效及高效空气过滤器，加压风机，空气加温器，回风口，送风口，新风口，风管，净化送风天花等组成。下面主要介绍空气过滤器、送风口、回风口。

（1）空气过滤器

空气过滤是最有效、安全、经济且方便的除菌手段。根据效能的不同，可将空气过滤器分为初效过滤器、中效过滤器、亚高效过滤器、高效过滤器等。

（2）送风口

送风口应集中布置于Ⅰ~Ⅲ级洁净手术室的手术台上方，使得包括手术台在内的一定区域处于洁净气流形成的主流区内。

（3）回风口

所有洁净手术室，应采用双侧下部回风。在双侧距离不超过 3 m 时，可在其中一侧下部回风，但不应采用四角或四侧回风。洁净走廊和清洁走廊可采用上回风。

2. 空气净化的处理流程

回风口及新风口进入的空气先经空气处理器进行混合处理，初效、中效过滤器对混合后

的空气进行过滤，加压风机、空气加温器等对过滤后的空气进行湿度、温度的处理，再将处理后的空气经送风口、风管输送至净化送风天花，而后经过高效过滤器对空气进行终末处理，最终使空气达到均压均流的状态，输送至手术间使用。

（三）洁净手术室按空气净化的气流分型

1. 单向流洁净手术室

单向流洁净手术室即层流洁净手术室，指采用气流挤排原理，由流线平行、方向单一、速度均匀的气流流过房间工作区整个截面的洁净手术室。单向流洁净手术室可分为垂直单向流洁净手术室和水平单向流洁净手术室。

2. 乱流洁净手术室

乱流洁净手术室指气流流线不平行、方向不单一、流速不均匀，而且有交叉回旋的紊乱气流流过房间工作区整个截面的洁净手术室。

四、洁净手术室的管理要求

洁净手术室满足了外科手术发展的需要，通过采取分区管理、温湿度控制、空气质量控制以及空气调节系统的日常维护等手术室管理措施，能够有效创建并维持理想的洁净手术室环境。

（一）分区管理

1. 区域管理

严格区分洁净区与非洁净区，加强对洁净区的保护。手术间门、分区隔断门必须经常保持关闭状态。严禁开门进行手术。严格区分洁、污物品，按流程由专用通道运送。

2. 人员管理

医护人员在非限制区更换经消毒的衣、裤、帽、鞋后方可进入半限制区。帽子应该是全遮盖式，头发不得外露。衣物最好为无纺布封闭式工作衣，若选择分体式衣裤，应将手术衣下摆束在裤腰内，以减少污染。中途如离开手术室，返回时应重新更换鞋、衣。严禁工作人员未更换消毒的衣、裤、帽、鞋直接进入半限制区。

（二）手术室温湿度控制

1. 温度控制

手术室温度应控制在 21 ~ 25℃，这个温度不仅能减少空气中的细菌繁殖，还能使手术患者及医护人员经汗腺排出的细菌减少，以降低手术切口的感染率。如温度过高，医护人员身体排汗增加，随汗排出的细菌会污染消毒过的切口皮肤和手术医生的手臂。如温度过低，因手术患者在手术中裸露体表，易对机体组织产生危害。温度调节时要注意每次调节 2 ~ 3℃，逐渐调节到所需温度。

2. 湿度控制

（1）相对湿度控制的四个原则

防止金属器械锈蚀；防止室内产生静电；满足人的舒适要求；不利于空气中微生物的生存。

（2）控制标准

Ⅰ、Ⅱ级洁净手术室相对湿度控制在 40% ~ 60%，Ⅲ、Ⅳ级洁净手术室相对湿度控制在

35% ~ 60%。

（三）手术间空气质量控制

1. 手术间的准备

由于手术间洁净层流装置经过夜间静置，每日第一台手术术前必须提前开机进行空气自净处理，达到自净时间后方可进行手术。连台手术则应在前一台手术结束后，立即进行室内的空气自净处理，达到自净时间后，再开始下一台手术。自净时间要求为：Ⅰ级洁净手术室，15分钟；Ⅱ级洁净手术室，25分钟；Ⅲ级洁净手术室，30分钟；Ⅳ级洁净手术室，40分钟。

2. 减少室内障碍物对气流的干扰

洁净气流速度均匀、方向单一地进入室内，若遇到障碍物，可产生涡流而把尘粒卷入到洁净空气中，或者回风受阻挡而影响气流扩散，都有碍洁净手术室的自净能力。故应注意物品摆放和医务人员站立的位置，以减少障碍物及人员对气流的干扰。

在垂直单向流洁净手术室中，主要障碍物为手术床上部的无影灯，因此无影灯最好采用由单灯组成的骨架式无影灯，垂直单向流洁净手术室的手术台只需布置在工作区内即可。水平单向流洁净手术室对无影灯无特殊要求，主要应注意物品放置的位置，如麻醉头架及所用仪器设备的位置，以避免阻挡气流；手术医生应处于水平单向流洁净室工作区内洁净度最高的工作带，从而防止出风口被污染而影响下游的洁净空气。

3. 手术间内正压控制

正压控制指室内的压力大于室外的压力，保证气流从室内流向室外。洁净手术室的正压是通过送入新风口的量的大小来决定的，即送风量大于回风量、排风量、漏风量之和。要注意调控送风、回风、排风出入口的风量变化，保持无菌区域内的压力高于外界，才能防止污染空气侵入。

（四）空气调节系统的日常维护

1. 空气处理机组

每个月检查一次，需清扫内部，尤其是对热交换器要用高压水枪冲洗。

2. 新风机组

每日检查一次，保持内部干净；初效过滤器网每两天清洗一次，初效过滤器1~2个月需更换；中效过滤器每周一检查，每3个月需更换；亚高效过滤器一年一更换。

3. 高效过滤器

一年检查一次，当阻力超过初阻力160 Pa或已经使用3年时应予以更换。如做特殊污染手术，每做一例手术必须更换，换下的过滤器必须密封运出，焚烧处理。

4. 送风天花

每月检查一次，并清洁内部及表面（防漏式天花除外）。

5. 回风口过滤器

要定期检查，每周清扫，每年更换一次。特殊污染手术术后应及时处理。

第二节 手术室常用物品和设备管理

随着外科手术技术的发展,越来越多的仪器和手术器械被运用于手术过程中。不仅使用数量大幅上升,而且其精密度和技术含量也不断提高。如何正确使用这些仪器和手术器械,如何正确对其进行保养,以及如何对手术室常用物品和设备进行管理,成为现代手术室护士所面临的挑战。

一、手术室常用仪器管理

手术室中使用的仪器大多精密且贵重,手术室护士应掌握不同仪器的工作原理及适用范围,正确操作各类仪器并妥善保养,使手术室仪器在手术操作中发挥应有的作用,最大限度降低损耗程度。

(一)手术仪器的一般管理制度

1. 建立档案

每台仪器领回后,应把仪器的名称、生产厂家、购买时间、价格、责任人和使用科室等填写在账本上,或输入计算机管理。对随机带来的全部资料,如使用说明书、操作手册、维修手册和电路图等,进行装袋并集中保管,以便于查询、维修。

2. 加强培训

一台新仪器引进后,应由厂商技术人员介绍仪器的性能,使每人都能熟悉仪器的使用原理,操作步骤,清洁、消毒、灭菌和保养的方法,并组织考核。

3. 操作指引

给每台仪器制作操作流程图,跟随仪器放置,随时提供操作提示。用于手术台上的部件应提供全套图片,以作为使用、包装指引,防止损坏和丢失。必要时,请专业技师协助。

4. 使用登记

设置仪器日常使用登记本,记录日常使用情况、运行状况及仪器保养和维修情况。抢救用仪器应每天进行检查和记录,确保其正常运行。

5. 专人保管

指定专人负责管理仪器,护士长定期检查。所有仪器定位放置,使用后应立即归为原位。同时必须有防尘、防潮设施。

6. 清洁保养

使用后需要清洗处理的部分应立即处理,拆洗的配件应及时安装,防止配件遗失。检查仪器做到"三查",即准备消毒、灭菌前查,使用前查,清洁后查。发现问题及时请专业人员维修。有条件的医院可在手术室内设立简易维修室,由一名临床医学工程师担任仪器的定期检查和维护工作,及时排除使用中的故障,保证手术的顺利进行。

（二）高频电刀

1. 工作原理及适用范围

高频电刀是利用高密度的高频电流对局部生物组织产生集中热效应，使组织或组织成分汽化或爆裂，从而达到凝固或切割等医疗手术目的。目前所应用的高频电刀有两种，分别为单极电刀和双极电凝。

（1）单极电刀

单极电刀采用一个完整的循环电路实现切割和凝固功能。该电路由高频电刀机器、电极板片、电极、连接导线和电刀头组成，电流通过连接导线和电极穿过患者，再由电极板片及其导线返回高频电刀的发生器，电刀头将高密度、高频电流聚集起来，产生高温，直接作用于所接触的组织，使蛋白质变性、血液凝固。单极电刀适用于普通外科、神经外科、显微外科、胸外科、骨科、妇科、泌尿科、五官科、整形外科等各种外科手术和内镜手术。

（2）双极电凝

双极电凝通过双极镊的两个尖端向机体组织提供高频电流，使双极镊两端之间的血管脱水而凝固，达到止血的目的。双极电凝的作用范围只限于双极镊两端之间，对机体组织的损伤程度和影响范围远比单极电刀要小得多。双极电凝适用于脑组织切割、小血管封闭等。

2. 操作方法

以下以 Valley "Force FX" 型高频电刀为例。接通电源，打开电刀主机上的总电源开关，按使用说明进行自检，所有显示屏均显示 "8"，所有指示灯均亮过一遍，同时伴有 "嘟" 的声音，电极板接口处显示黄色，表示自检通过，可以使用。粘贴一次性电极板至患者身体合适部位，电极板连接接头插入电刀主机上的电极板接口处。连接单极手控电刀接头至电刀主机上的单极手控电刀接口处。调节电刀和电凝的输出功率至合适大小。电刀使用完毕后，将输出功率调节至最小，关闭总电源开关，丢弃一次性电极板，将机器归位。

3. 注意事项

（1）设备检查

使用前应认真检查电线及连接线的完整性，避免其发生折断、打结或扭曲。检查各个接头和接口处是否有锈蚀、松动，高频电刀所有附件（包括单极手控电刀、转化器、脚踏开关）是否能正常工作。每一次重新开启高频电刀前，都应认真完成机器自检，方能使用。

（2）正确调试各功能键

根据各模式适用范围和手术需要，正确调试电刀功能键。以 Valley "Force FX" 型高频电刀为例，黄色的 "CUT" 为切割模式，其下 "LOW" "PURE" "BLEND" 分别代表腹腔镜外科或精细组织切割、纯切割、伴有凝血功能切割；蓝色的 "COAG" 为凝血模式，其下 "DESICATE" "FULGURATE" "SPRAY" 分别代表腹腔镜外科或精细组织凝血、有效非接触式凝血、喷射式凝血。

（3）防止高频电刀烧伤手术患者和手术人员

手术团队成员必须严格按照相应的手术室护理安全防范措施，正确粘贴电极板和使用高频电刀，防止烧伤手术患者和手术人员。

（三）超声刀

1. 工作原理和适用范围

超声刀可实现 150℃ 的低温工作（相对于普通手术用电刀实现切割时为 200 ~ 300℃ 的温度而言），利用机械振动，促使组织蛋白氢键断裂，细胞崩裂，从而使组织被切开或凝固，可封闭达 5 mm 直径的血管。超声刀可大大减少传统高频电刀可能导致的高温烧灼，减少在组织表面形成焦痂。另外，由于整个超声刀的工作过程没有电流通过人体，所以可以避免传统的高频电刀给人体带来电损伤的隐患。超声刀广泛适用于胃肠科、肝脏外科、泌尿外科、胸外科以及各类腔镜下手术。

2. 操作方法

连接超声刀主机电源线及脚踏开关，检查连接正确与否及松紧度。确定在器械准备和连接过程中，超声刀电源处于关闭状态。巡回护士和洗手护士连接超声刀手柄和无菌超声刀头（连接不同类型的超声刀机器时须加装转化帽），洗手护士使用扭力扳手旋紧刀头，须听到"喀、喀"两声。巡回护士将手柄连接至超声刀主机，然后打开机器总开关，进行自检，自检完毕后，调节至合适的功率及音量，根据需要调节手控或脚控模式。超声刀使用完毕后，关闭机器总开关，分离超声刀手柄和超声刀头，分离电源线、手柄、脚踏开关与主机的连接，将机器归位。

3. 注意事项

超声刀应轻拿轻放，避免重压或掉落，避免超声刀头变形、损坏。安装、固定超声刀头时不能使用暴力，必须用专用扭力扳手将其旋紧。测试超声刀时钳口必须张开，并将刀头暴露在空气中或水中，确保刀芯周围无障碍。在测试、使用和清洗超声刀过程中，不允许触摸刀头，不允许使其触碰金属、骨骼等硬性物质，不允许钳口在没有钳夹组织时激发输出。超声刀的持续工作时间不应超过 10 秒，一般工作 7 秒就要断开，再进行第二次工作。洗手护士应每隔 10 ~ 15 分钟把刀头浸在水中，激发输出并轻轻抖动，去除残留在刀头内的组织和血块，以延长刀头寿命，保证切割、止血的有效性。

（四）超声外科吸引器

1. 工作原理及适用范围

超声外科吸引器是一种新型的外科超声手术器械，其凭借电陶瓷将电能转变为机械振动，通过空化作用将目标组织粉碎、切除，再经冲洗液混合乳化并负压吸除病变组织，不会损伤血管壁、淋巴结、神经等周围重要结构。由于超声外科吸引器同时具备振动切除、冲洗和吸引三种功能，可以使手术操作准确、迅速且保持术野清晰。超声外科吸引器适用于肝脏外科手术、神经外科手术、眼科手术、乳房手术等。

2. 操作方法

以下以德国"Sonoca 3000 型"超声外科吸引器为例。术前检查主机、手机系列及连接线、吸引冲洗管、脚踏开关，并使其呈备用状态。盖好吸引瓶，挂于主机侧面，将真空软管一端插入吸引瓶，另一端插入主机后面板插孔内。消毒生理盐水瓶后挂于主机侧面，挂好生理盐水瓶后，将脚控开关插头插到主机前面板下方插孔内。洗手护士将吸引冲洗管接头及手机连接线接头连接至待用的手机后侧三插孔相应位置，并将各连接线的另一端接头交给巡回护士。

巡回护士取下冲洗管尖嘴塑料帽后插入已消毒的生理盐水瓶内，然后抬起主机侧面蠕动泵扳手，将冲洗管较粗的一端放进蠕动泵并压好，放开滴水控制器，将吸引管插头插到吸引瓶上；将手机连接线另一端接头插到主机面板下方插孔处。开机自检，自检时间 60 秒左右。调节手机功率为 10% ~ 30%，吸引量为 0.5 ~ 0.7 bar*，冲洗量为 10 ~ 20 mL/min。使用前按冲洗区的快速冲洗键"Fillinghose"，直到手机刀头滴水为止。手术后先关闭电源，再将各连接线取下。

3. 注意事项

使用前确保手机及连接线的接头处干燥。手术中避免手机与其他金属器械碰撞，使用后及时收回，妥善放置。手术中应利用每次使用结束后尚存的几秒吸引力，将手机置于洁净的生理盐水中抽吸，保证吸引管道通畅。手术后手机管道连接处先用疏通器疏通，然后用注射器冲洗内部的组织残渣。严禁打开换能器外壳，切勿冲洗手机与连接线的插孔。吸引冲洗管送供应室超声清洗机清洗，环氧乙烷灭菌后备用；手机外面用清水擦拭干净，高压灭菌后备用。

（五）手术显微镜

1. 工作原理及适用范围

手术显微镜是显微外科的必需设备，主要由支架系统、照明系统、光学系统和附属装置组成。其中光学系统和照明系统使人体组织、血管、神经的显微结构清晰显现，从而使手术医生通过显微镜的高倍放大完成常规手术不能完成的操作。手术显微镜一般由以下配件构成：电源、底座、主杆、平衡杆、主刀镜、助手镜、转换线等。配套附属装置有各种放大倍数的目镜、物镜、示教镜、摄像和电视装置。手术显微镜适用于神经外科手术、眼科手术、移植手术、男科手术、小儿泌尿外科手术、断肢再植手术及耳鼻喉外科手术。

2. 操作方法

松开底座刹车，移动手术显微镜至手术床边的合适位置并固定。巡回护士连接电源线、连接显微镜与转换器、连接显示器与摄像和电视装置；手术医生选择合适的物镜后套上无菌显微镜套；松开平衡杆上的关节钮，调至合适位置后固定旋钮；打开电源开关，调节亮度后便可投入使用；术中医生根据手术需要调节光圈，必要时使用脚踏开关。使用完毕后，关闭显微镜光源，松开底座刹车，将显微镜推离手术区域。拆下显微镜套，缩短显微镜手臂至最短距离。关闭总电源，收好电源线，将显微镜推至指定位置并踩下刹车。清洁显微镜镜头及表面，做好手术后登记工作。

3. 注意事项

（1）移动显微镜

推显微镜时，须先松开底座刹车，两人推动机器，其中一人推显微镜主杆，另一人扶住镜头，以免推动时损坏镜头，推时应避免震荡，避免与其他物品相撞。

（2）镜片更换及保养

①换物镜时需双手换取镜片，以免镜片坠落、损坏。镜片不用时应置于固定硬盒内，不要与坚硬、尖锐等物品混放，以免损坏镜片。②物镜清洁需用无水乙醇棉签擦拭，再用擦镜纸擦干，不可用纱布擦拭或用流动水冲洗。

---

*1 bar=10^5 Pa。

（3）日常维护保养

①各种连接线按自然弯曲度放置，不可打结、扭曲。②机器及配件使用后应放回固定位置，以免丢失。③显微镜应放置于清洁、干燥、平整、无油污处，远离高温、高热、明火。④保持显微镜清洁，无血迹、消毒液迹，存放时显微镜上覆盖中单，以免落灰。

（六）电动气压止血仪

1. 工作原理及适用范围

电动气压止血仪通过高效气泵快速泵气，充气于止血带，从而压迫并暂时性阻断肢体血流，达到最大限度制止创面出血并提供清晰、无血流的术野的目的，有助于手术操作。电动气压止血仪通常由主机（包含面板）、电源连接线、气囊止血带及连接管道组成，其中主机面板上通常由压力显示屏、时间显示屏、功能键、报警静音键等构成。电动气压止血仪适用于骨科和整形外科四肢部位的手术。

2. 操作方法

巡回护士连接电源，测试止血带功能并设定压力及时间，根据手术部位选择适合的止血带，预先充气检查止血带性能。选择适宜绑止血带的肢体部位，预先在绑止血带的部位缠裹棉纸（棉纸的宽度大于止血带宽度），然后放置止血带。消毒完成后手术医生抬起患肢即可充气使用。

3. 注意事项

使用电动气压止血仪前应仔细检查仪器及其配件是否齐全，性能是否完好。合理选择大小合适的止血带以及止血带放置的位置，使用过程中准确调试压力，严格控制充气时间，防止因电动气压止血仪使用不当对患者造成损伤。

（七）C臂机

1. 工作原理及适用范围

C臂机是一种可移动的X线机，可分为推动式和固定天花板式两种。C臂机通常由高压发生器、X线管、操作控制台及图像显示器组成，通过机器内部的影像增强器在图像显示器上直接显示被检查部位的X线图像，必要时可自动保存图像，供反复观看和翻录到X线软片上。

2. 操作方法

松开C臂机脚刹，将其推至手术床边合适位置，显示器放置于易于手术医生观看的位置。插上电源线并开启电源开关，松开C臂机上的制动开关，调整球管和接收器至拍摄位置后，锁定所有制动开关。按下操作控制台上的透视开关功能键，待手术人员做好防护措施后，选择手控或脚控开关进行放电拍摄。使用完毕后，关闭电源开关并拔取电源线，将C臂机推出手术区域归位后，锁定所有制动开关。

3. 注意事项

应保持C臂机清洁，防止灰尘引起X线管表面放电而致球管破裂。操作C臂机的人员必须经过专业培训，禁止非专业人员随意推动、摆弄或拆开机器。手术中使用C臂机时，手术室护士应注意无菌操作，预先在手术区域面上另铺无菌单，待照射结束后揭去。所有手术人员在 C 臂机使用过程中应做好自我防护，尽可能防止辐射危害。

（八）保温、降温设备

手术室的保温、降温设备有手术室温度控制系统、制冰机、恒温箱、水床等。

1. 手术室温度控制系统

洁净手术室的温度可以通过中央控制面板进行调节，手术中需要降温或升温时直接调节手术间的温度控制面板，便可使手术间达到所需温度。

2. 制冰机

（1）结构及配件

包括主机（主机盆内为 50% 乙醇溶液）、冰盆、冰铲。

（2）适用范围

肾移植、肾部分切除、体外循环下心脏手术等手术。

（3）操作方法

①手术前，巡回护士保证主机盆内的 50% 乙醇溶液充足，手术前 20 ~ 30 分钟插上电源线，打开开关使机器预先制冷。②洗手护士将无菌台布平铺于制冰机上，并在制冰机上方放置无菌冰盆。③巡回护士及时倒入无菌制冰液（生理盐水或心肌保养液）。④洗手护士及时用冰铲持续铲冰，最后制成雪花状的冰备用。

（4）注意事项

使用前用比重计测量乙醇密度，按照测量结果添加乙醇和注射用水，配制成 50% 乙醇溶液，其量以达到侧壁刻度线为准。

3. 恒温箱

（1）功能

恒温箱的主要功能是为手术室液体恒温加温，如生理盐水、蒸馏水、碘伏等的恒温加温，以降低在手术过程中由于液体过热或过冷造成的手术风险。

（2）操作方法

打开恒温箱开关，设定温度。放入需要加热的液体，等待加热，需要使用液体时取出使用即可。

（3）注意事项

①恒温箱内液体必须在当日内使用完毕，以防止长期的保温导致液体变性。②恒温箱一般仅用于冲洗液体的加热，静脉使用的药液在无明确指征时不用恒温箱加热，以防止液体变性。③恒温箱常用于软包装液体加热，如为玻璃制品盛装的液体，加热时应注意加热温度不宜过高，防止瓶身爆裂。

4. 水床

若手术中需要进行深低温降温，手术前即可将水床铺于手术床之上，手术中需要时即启动开关，达到辅助降温的效果。

二、手术室常用器械及操作技术

手术室器械是保证手术顺利进行的关键条件之一，也是手术室的重要组成部分。正确掌握手术室器械的用途和传递方法，是手术室护士必备的基础技能之一。下面简单介绍一些常用器械的种类及传递方法。

（一）常用器械种类及用途

1. 手术刀

手术刀由刀柄和刀片组装而成，一般用持针器协助安装刀片于刀柄上。刀片为一次性使用，型号有 11 号尖刀、15 号小圆刀、20 号中圆刀、22 号大圆刀等；刀柄的型号有 3 号、4 号、7 号。刀片具体分类及用途如下：①中圆刀、大圆刀用于切割皮肤、皮下、肌肉、骨膜等组织。②小圆刀用于深部组织及眼科、冠状动脉搭桥等手术时的组织切割。③尖刀用于切开血管、神经、胃肠道及心脏组织。

2. 手术剪

手术剪按用途分为组织剪、线剪、骨剪、钢丝剪、敷料剪、绷带剪等。根据其结构特点，有长短、大小、尖钝、直弯各型。一般情况下，分离、剪开深部组织用长、薄刃、尖弯剪；分离、剪开浅部组织用短、厚刃、钝弯剪；剪线、修剪引流管和敷料用直剪；剪断骨性组织用骨剪；剪断钢丝、克氏针等用钢丝剪。组织剪和线剪都用钝头剪，以免尖头剪在操作时刺伤深部或邻近重要组织，细小尖头剪一般仅用于眼科或静脉切开等精细手术。一般不宜用除线剪之外的剪刀进行剪线或其他物品，以免刀刃变钝。

3. 手术镊

手术镊主要用于夹持或提起组织，以及协助剥离、剪开或缝合操作。手术镊分为有齿和无齿两种，并有长短、粗细、尖钝、有无损伤等不同类型。根据形状、用途不同有不同命名，如有齿镊、无齿镊、眼科镊、血管镊、动脉瘤镊等。有齿镊用于夹持坚韧的组织，如皮肤、筋膜、肌腱和瘢痕组织，夹持较牢固；无齿镊用于夹持较脆弱的组织，如腹膜、胃肠道壁黏膜等，损伤性较小；尖头镊富有弹性，用于夹持细小而脆弱的神经、血管等组织；无损伤的精细镊用于显微手术血管的缝合。

4. 血管钳

血管钳用于钳夹血管或出血点，以达到止血的目的，也用于分离组织、牵引缝线和协助把持或拔出缝针等。血管钳有直、弯两种，并有不同长短、大小及有齿和无齿等多种型号。根据手术部位的深浅，分离和钳夹血管的大小，以及解剖的精细程度而选择应用。直形血管钳夹持力强、对组织损伤大，用于夹持较厚的坚韧组织或分离组织。较深部的手术，选用不同长度的弯形血管钳，以使操作方便和视野清晰。蚊式血管钳用于小血管及微血管的止血。有齿血管钳较粗壮，钳夹力大，头端有齿，可防止钳夹的组织滑脱，常用于控制胃、肠切除的断端和切断的肌肉等较厚、较韧的组织内的出血。

5. 持针器

持针器用于夹持缝针，协助缝线打结。持针器有各种长度、粗细和大小等不同型号，供不同深度手术和大小缝针选用。粗头持针器持力大，固定缝针稳，术中比较常用；细头持针器持力相对小，缝合操作范围小，多用于夹持小缝针或缝合深部组织。夹持缝针时应用持针器尖端，并夹在缝针的中、后 1/3 交界处。

6. 组织钳

组织钳弹性较好，头端有一排细齿，用于钳夹组织、皮瓣和肿瘤包膜，作为牵引及协助剥离时提夹组织。有不同长度、粗细之分。

7. 阑尾钳

阑尾钳又称爪形钳。阑尾钳轻巧而富有弹性，头端有较大的环口，钳夹后不会损伤组织。适用于夹持、固定较脆弱的脏器和组织，如小肠、阑尾、胃等组织。

8. 直角钳

直角钳用于游离和绕过重要的血管、神经、胆管等组织的后壁，有时用于较大面积渗血时的止血。

9. 肠钳

肠钳有弯、直两种。可用于夹持肠组织；其齿槽薄、细，对组织挤压作用小，可用于暂时阻断胃肠道。

10. 海绵钳

其头部呈卵圆状，所以又称卵圆钳。根据头端有无齿纹，分有齿和无齿两种，弹性较好。有齿海绵钳主要用于夹持敷料、物品；无齿海绵钳可用于夹持脆弱组织，如肠组织、肺叶或子宫等。

11. 布巾钳

布巾钳头端较锐利，用于铺巾时固定敷料或某些手术过程中牵拉皮瓣。

12. 拉钩

拉钩又称牵开器，用于牵开不同层次和深度的组织，以显露术野。拉钩种类繁多，手术中可根据手术部位、方式、深浅进行选择。

甲状腺拉钩用于甲状腺部位切口的牵开显露；双头腹部拉钩用于牵开腹壁、显露腹腔和盆腔脏器；S形拉钩用于深部切口的牵开显露；腹部自动拉钩用于长时间牵开并固定腹腔或盆腔，并可分为二翼和三翼两种自动拉钩；胸腔自动拉钩用于胸腔、腰部切口的牵开显露；悬吊拉钩用于牵开上腹壁，主要用于胃、肝、胆、胰手术；颅后窝牵开器用于颅后窝、脊柱的牵开显露；脑压板用于牵压、保护脑组织；乳突牵开器用于撑开并显露乳突、牵开头皮、牵开并显露位于四肢的小切口。

传递拉钩前应先用生理盐水浸湿拉钩，使用时用湿纱布将拉钩与组织间隔开，防止组织损伤。

13. 吸引器

吸引器用于吸去术野内血液及脑、胸、腹腔内液体，使术野清晰显露；也用于吸除空腔脏器内容物、囊性包块内液体等，以减少手术区域污染；也可用于组织的钝性分离。其常用的吸引头有单管吸引头、侧孔单套管吸引头和套管吸引头。侧孔单套管吸引头可通过手术医生指腹按压侧孔，调节负压吸引力大小；套管吸引头通过单孔吸引管配多侧孔外套管，可避免大网膜、肠壁等组织被吸附而引起损伤或堵塞吸引口。

（二）常用器械传递方法

1.手术刀装卸及传递方法

洗手护士安装刀片时,用持针器夹持刀片前段背侧,轻轻用力将刀片与刀柄槽相对合;拆卸刀片时,用持针器夹住刀片的尾端背侧,向上轻抬,推出刀柄槽。

传递手术刀时,洗手护士应手持刀背,握住刀柄和刀片衔接处,将刀柄尾端交给手术医生,不可将刀刃朝向手术医生,以免割伤手术医生。洗手护士亦可将手术刀放于弯盘内进行传递。手术刀用完后,应及时收回并放在适当位置,以免滑落台下,造成意外伤害。

2.手术剪传递方法

洗手护士右手拇指握于手术剪凸侧的上1/3处,四指握住凹侧中部,通过腕部的力量将器械的柄环拍打在手术医生的掌心。

3.手术镊传递方法

洗手护士右手握住手术镊尖端,闭合开口,直立式传递,让手术医生握住手术镊中上部。

4.持针器传递方法

（1）持针器夹针穿线方法

洗手护士右手拿持针器,用持针器开口处的前1/3夹住缝针的后1/3;然后将持针器交于左手握住,右手拇指与中指捏住缝线前端,将缝线穿入针孔;右手拇指顶住针孔,示指顺势将线头拉出针孔1/3后,反折并合并缝线卡入持针器的头部。

（2）传递持针器的方法

洗手护士右手捏住持针器的中部,针尖端朝向外侧,缝线搭在手背上或握在手心,利用手腕部的运动,用适当的力气将柄环部拍打在手术医生掌心。或者将持针器放于弯盘内进行传递。

5.血管钳传递方法

手术医生掌心向上,拇指外展,其余四指并拢、伸直,洗手护士右手拇指握于血管钳凸侧的上1/3处,四指握住凹侧中部,通过腕部的力量将柄环端轻敲手术医生手掌,传递至手术医生手中。

三、手术室常用缝线和缝针管理

缝线和缝针作为手术中重要的缝合止血、维持组织愈合张力的材料和器械,其品种样式繁多。随着近几十年加工技术和工艺的革新,缝线和缝针在材质上有了突飞猛进的变化,手术室护士只有掌握常用缝线和缝针的特点,才能根据其特点和具体手术操作,正确合理地配合传递缝线和缝针。

（一）常用手术缝线

手术缝线又称手术缝合线,用于各种组织和血管的缝扎、结扎、止血、牵引、对合,以及关闭腔隙、管道固定等。

1.良好的缝线应具备的条件

良好的缝线应具备的条件包括:①无菌性。②缝线于缝合打结后不易自行滑脱。③对组织反应轻微,不利于细菌生长。④直径小。⑤拉力大,能对抗组织内的收缩。⑥缝线种类齐全，以适合不同手术使用和不同组织缝合。

2. 缝线直径与型号的判断

所有缝线的直径都有一定标准，通常以缝线的某一型号来表示该缝线的直径，缝线的型号以数字表示。①传统丝线以单个数字表示型号，如"1""4""7"等，数字越大，代表该缝线直径越大，也即越粗，如传统"4"号丝线比传统"1"号丝线直径大。②人工合成缝线或羊肠线以"数字 –0"表示型号，如"1–0""2–0""3–0"等，"0"之前的数字越大，代表该缝线直径越小，即越细，如"2–0"的缝线比"1–0"的缝线细、直径小。

3. 缝线的分类

根据缝线的组织特性，可将其分为可吸收缝线和不可吸收缝线；根据缝线的材料、构造，可分为单股缝线和多股缝线；也可根据缝线是否带针，分为带针缝线和不带针缝线。以下介绍可吸收缝线和不可吸收缝线。

（1）可吸收缝线

可吸收缝线植入组织后，通过机体组织酶进行消化或水解过程降解，随着时间的推移，缝线材料逐渐被组织吸收而消失。目前临床常用的可吸收缝线主要包括肠线、铬肠线和人工合成可吸收缝线，其中人工合成可吸收缝线与前两者相比有诸多优点：①抗拉强度高。②可于较长时间内维持缝线强度。③在一定时间内（60 ~ 90 天）可完全吸收，稳定并可预测，无患者个体差异。④组织反应较轻。

可吸收缝线可用于胃肠道、胆道、子宫、膀胱、尿道等黏膜、肌层的缝合以及皮内缝合。

（2）不可吸收缝线

不可吸收缝线指在人体内不被组织酶消化，同时不被水解过程降解的缝线。

（二）常用手术缝针

缝针的目的是引导缝线穿过组织或血管，以完成缝合过程。大多数缝针由三个部分构成：针眼、针体和针尖。

1. 针眼

缝针按针眼可分为封闭眼、裂缝眼（又称法国眼）和无针眼缝针。封闭眼缝针在末端有缝线穿过的封闭针眼，常见的有圆形和方形针眼；裂缝眼缝针，缝线可直接由裂缝嵌入；无针眼缝针又称连线针，其需用激光在缝针末端纵向打孔，在显微镜下将缝线与缝针末端孔隙以机械性方式附着在一起，以提供牢固平滑的结合点。其中，无针眼缝针对组织牵拉小、损伤小，有效避免了针孔漏血的隐患，且多为一次性使用，可有效防止交叉感染，目前被临床广泛使用。

2. 针体

针体指持针器夹持的部分，按形态可分为直针和弯针。直针多用于缝合皮肤、肌腱和胃肠道；弯针是临床最常用的缝针，按照其不同弧度，可分为 1/4 弧、3/8 弧、1/2 弧、5/8 弧等。通常浅表组织可选用小弧度大弯针缝合，深部组织可选用大弧度小弯针缝合。1/4 弧弯针常用于眼科和显微外科手术，1/2 弧弯针常用于胃肠道、肌肉、心血管手术，5/8 弧弯针常用于泌尿生殖科及盆腔手术。

3. 针尖

针尖是指从缝针尖端直至针体最大横截面之间的部分。按针尖形态可分为圆针、角针、圆钝针、铲针等。

（1）圆针

圆针除尖端尖锐外，其余呈现圆滑针体。能轻易穿透组织，但无切割作用，常用于皮下组织、腹膜、脏器、血管和神经鞘等的缝合及胃肠道吻合。

（2）角针

角针的针尖和针体截面均呈三角形，具有锐利的边缘，易于穿透坚韧、难以穿刺的组织，常用于皮肤、韧带、肌腱、骨膜、瘢痕组织的缝合及管道的固定。角针缝合后，有较大的针孔道，且易破坏周围的组织和血管，损伤性较大。

（3）圆钝针

圆钝针的尖端圆钝，无锋利的刃，对组织损伤较小，常用于脆性组织、高度血管化组织的缝合，如肝、肾、脾。

（4）铲针

铲针针尖极薄，针体扁平，常用于眼科显微手术，可提供缝合时的高度平稳性。

四、手术室腔镜手术器械管理

近年来，腔镜技术在众多外科领域应用广泛，对腔镜手术器械的有效管理是成功开展腔镜手术的基本条件。因此，手术中如何正确操作腔镜手术器械，手术后如何正确地清洗、灭菌和保养腔镜手术器械，成为每一名手术室护士所必须掌握的知识与技能。下面以腹腔镜为例介绍其使用与管理。

（一）常用腹腔镜手术器械

手术室常用的腹腔镜手术器械包括气腹针、金属穿刺器或一次性穿刺套装（包括穿刺套管和穿刺器针芯）、分离钳、齿状抓钳、微型剪、持针器、钛夹钳、扇形压板、冲洗吸引器、电凝钩、双极电凝抓钳等。

气腹针是通过前端一可弹性压入的钝头建立气腹，防止建立气腹时意外损伤腹腔内脏器；金属穿刺器由穿刺器针芯、穿刺套管组成，手术医生在穿刺完毕后拔取穿刺器针芯，由穿刺套管作为通道将腹腔镜器械引入腹腔进行操作；扇形压板常用于腹腔镜下胃肠手术，用于牵开腹腔内器官或组织；电凝钩用于分离疏松组织或烧灼胆囊床渗血面等。

（二）腹腔镜手术器械的术中正确操作

1. 手术前检查

洗手护士仔细检查器械的完整性，发现密封帽、螺丝等配件缺少或器械绝缘部分损坏，应及时更换；由于腹腔镜手术对器械要求极高，因此洗手护士应仔细检查器械的功能，尤其是操作钳的旋转功能、闭合功能及带锁器械的开、解锁功能，发现器械功能不佳应及时更换。

2. 手术中管理

洗手护士应妥善固定连接摄像头及操作器械的连接线和各种管道。手术中根据手术进展和手术医生需要，及时正确传递腹腔镜手术器械，并且及时收回，避免腹腔镜手术器械意外掉落。及时擦净器械头端的血迹及污物。由于腹腔镜手术器械普遍较长，在传递过程中洗手护士应确保无菌操作，避免在传递过程中将器械的两端污染。

（三）腹腔镜手术器械的正确清洗、干燥与保养

1. 腹腔镜手术器械的正确清洗

彻底清洗是保证腹腔镜手术器械灭菌成功的关键。腹腔镜手术器械比普通器械的结构复杂，并附有管腔和大小不一的配件，极易残留血渍和有机物碎片，既影响灭菌效果，又影响腹腔镜手术器械的使用寿命。因此，腹腔镜手术器械的正确清洗应按以下步骤进行。

（1）拆卸

将腹腔镜手术器械彻底拆卸至最小化。

（2）初步清洗

用流动水冲洗腹腔镜手术器械表面明显的血迹和污渍。

（3）浸泡

将初步清洗过的器械放入多酶洗液浸泡5分钟，多酶洗液浸泡可以快速分解器械上的蛋白及残留血渍、脂肪等。

（4）冲洗和刷洗

用清水冲洗器械，将表面残留的多酶洗液冲净，使用高压水枪彻底冲洗腹腔镜管腔及各部件；同时器械的轴节部、弯曲部、管腔内用软毛刷上下抽动3次，达到彻底清洗的目的。

（5）超声清洗

用自动超声清洗器清洗5~10分钟。

（6）水洗

再次将器械用流动水彻底清洗。

2. 腹腔镜手术器械的干燥

干燥包括：①吹干，清洗结束后用气枪吹干。②烘干，采用烘干设备将器械进行烘干，适用于待用的器械，既可以在短时间内使器械各关节、管腔干燥，又可以保证低温灭菌的效果。

3. 腹腔镜手术器械的保养

洗手护士应在每次腹腔镜手术器械使用后，仔细检查器械是否齐全、螺丝是否松动、器械是否闭合完全、器械绝缘部分有无损坏、金属穿刺器密封圈是否老化等，如有问题，应及时维修或更换，以保证器械的正常使用。

（四）腹腔镜手术器械的灭菌与存放

1. 腹腔镜手术器械的灭菌

分离钳、冲洗吸引器、电凝钩、气腹针、金属穿刺器等常用的腹腔镜手术器械通常使用压力蒸汽灭菌法灭菌。

2. 腹腔镜手术器械的存放

腹腔镜手术器械必须定点存放于专用橱柜内，不与普通器械混合放置。气腹针与一些可拆分的小零件要放在小盒内，以免折断和丢失。

五、外来手术器械管理

外来手术器械是指由医疗器械生产厂家、公司租借或免费提供给医院，可重复使用的与手术相关的医疗器械。它作为市场经济的新产物，是器械供应商在取得医院认可、主刀医生认定后送到手术室临时使用的器械。这类器械节约了医院的开支，降低了医疗成本，减少了资源浪费，有手术针对性强、质量优异等特点，因此在骨科、五官科、脑外科及胸外科内固定等领域得到广泛使用。

（一）外来手术器械的使用流程

1. 外来手术器械准入流程

外来手术器械必须经过医院严格监控，器械科或采购中心应查看有关资料，符合《医疗器械监督管理条例》有关规定。

2. 外来手术器械接受流程

手术医生在预约手术时在手术申请单上备注外来手术器械的厂家、名称及数量等信息，以便手术室及供应室能及时知晓，同时通知器械供应商及时配备器械。器械供应商在规定时间内将器械送至供应室器械接收点，并提供植入物合格证及器械清单一式两份。经审核合格后交接签名。

3. 外来手术器械的清洗、消毒、包装、灭菌流程

彻底清洁是保证灭菌成功的关键。外来手术器械送至供应室前仅经过预清洗，因此外来器械送达后供应室护士必须按照清洗消毒规范流程进行严格的器械清洗、消毒。清洗、消毒结束后再次进行清点、核对，确认无误后再规范包装。包装标签上除常规的信息之外还应写上器械名称、厂家、主刀医生姓名、患者信息等。最后按照规范进行灭菌，灭菌后进行生物监测，监测合格后给予发放。

4. 手术室护士核对与使用流程

外来手术器械送至手术室后，由手术室护士与供应室护士按照手术通知单，逐项核对相关内容，确认无误后接收外来手术器械，存入专用无菌储物架上。相关手术间护士凭手术通知单领取外来手术器械。手术开始前由洗手护士、巡回护士按器械包内清单共同核对，经手术医生确认无误后方可开始手术。手术结束时，由洗手护士、巡回护士与手术医生共同核对所使用的植入物名称、规格、数量等，及时填写器械清单及手术室器械交接本，同时将手术中使用的外来手术器械信息存档保存。

5. 外来手术器械取回流程

使用后的外来手术器械经清洗处理，由器械供应商凭有效证件从手术室物品供应通道领取，并在器械清单和手术室器械交接本上签字确认。因故暂停手术时，为减少资源浪费，可与器械供应商约定，在有效期内将外来手术器械暂存于手术室，用于同类手术。因外来手术器械使用超过期限或因其他原因需取回时，应在手术室器械交接本上签字。

（二）外来手术器械使用注意事项

1. 规范流程

建立规范的操作流程，建立质量控制和追溯机制，发现问题立即启动追溯系统。

2. 定期培训

定期由专业人员对手术医生、手术室护士进行外来手术器械使用的专业培训，以掌握外来手术器械的基本性能和操作方法。

六、手术植入物管理

随着社会的进步、医学的发展和新技术的应用，各类性能优异、造价不菲的手术植入物越来越多地应用到手术患者身上，通过手术将手术植入物种植、埋藏、固定于机体受损或病变部位，可达到支持、修复、替代其功能的作用。手术室应严格管理手术植入物，避免对患者造成不良后果。

（一）手术植入物的准入

1. 公开招标

医院通过定期举行的公开招标方式，择优录用质量性能可靠、价格适宜的产品作为本院常用产品。

2. 未中标手术植入物准入流程

未中标手术植入物若具有适合某些手术的特殊性能，手术医生可向医院提出临时申请，经审核、特殊批准后方可使用。

3. 厂家提供材料备案

生产厂家必须提供产品的所有信息，供使用方备案，以便日常监管以及发生问题后进行及时追溯。

（二）手术植入物在手术室使用的管理

手术植入物使用前，手术医生应向手术室预约，手术室工作人员经核查后领取手术植入物；所有手术植入物必须经过严格的清洗、消毒、包装、灭菌，经生物监测，判定合格后方能使用。手术中使用手术植入物前，必须严格核对手术植入物的型号、规格、有效期及外包装完整性，避免错用、误用，造成不良后果。使用后，手术室护士需填写所用手术植入物的产品信息及数量，并附产品条形码，保存在病历中存档。未用完或废弃的一次性手术植入物需毁形，并交医院管理部门统一处理，以免造成不良后果。

七、手术室常用药品管理

手术室内常用药品的数量和种类都很多，以静脉用药和外用消毒药为主。手术室应制定严格的药品管理制度，对所有药品定点放置，专人管理，每一名手术室护士都应严格遵守药品使用制度，掌握常用药品性能，安全用药。

（一）手术室常用药品种类及管理要求

1. 手术室常用药品种类

手术室常用药品包括镇静催眠药，镇痛药，麻醉药，调节水、电解质、酸碱平衡的药物，心血管系统药物，中枢神经兴奋药物，呼吸系统药物，子宫平滑肌兴奋药，利尿药，止血药，抗凝血药，抗生素，激素类药物，生物制品及消毒药等。

2. 管理要求

（1）定点放置，专人管理

手术室应设立药品室、药品柜及抢救药品车，并指定一名护士专门负责药品管理。

（2）分类放置

静脉用药应与外用消毒药分开放置，并贴上标签，标签纸颜色应有所区别。易燃易爆药品、对人体有损害的药品应妥善保管，远离火源或人群，并有明显警示标志以提示他人。生物制品及需要低温储存的药品应置于冰箱内保存，每周派人清理一次，保持冰箱内整洁。麻醉药、剧毒药和贵重药必须上锁保管，应班班清点，发现数量不符及时汇报并查明原因。

（3）药品使用制度

手术室所有药品均有明确的出入库记录，每类药品均设有使用登记本，手术室护士如有领用，均需在使用登记本上进行信息记录，由指定护士进行清点并补充。

（4）领药周期

手术室药品基数不应太多，以免过期。一般常用药品每周领取一次，不常用药品每月领取一次，麻醉药、贵重药则根据每天使用情况领取。

（二）手术室药品的使用注意事项

1. 严格执行查对制度

定期检查药品柜的存药，发现过期、变色、浑浊或标签模糊不清的药品不得使用。手术前访视及进行手术安全核查时，必须核对手术患者药物过敏史，并及时记录。手术中使用药物时，配制、抽取药物必须两人核对，并保留原始药瓶，手术台上传递药物之前，洗手护士必须与手术医生进行口头核对；若手术中须执行口头医嘱，巡回护士应将口头医嘱复述一遍，由手术医生确认后执行，术毕督促手术医生及时据实补全医嘱。

2. 熟练掌握药品性能

手术室用药要求快速、及时、准确，抢救患者时更是分秒必争，护士应熟悉抢救药品的药理作用、用途、剂量、用法、不良反应和配伍禁忌等，以利于抢救配合。手术室护士应熟悉常用抗生素的商品名、通用名、分类及常见过敏症状。此外，手术室外用消毒药较多，手术室护士必须了解每种消毒药的用法、有效浓度及浓度监测标准、达到消毒效果的时间以及对人体和物品有无损害等，同时指导其他有关人员正确使用。

八、特殊功能手术间的管理

（一）机器人远程手术系统

机器人远程手术系统中的机器人与通常意义上的智能机器人有明显的区别。机器人手术时，手术医生坐在距"手术床—患者—无菌区"几米之外非无菌区域的操纵台前，通过高清立体目镜可以观察到清晰放大的术野，通过指环式操控手柄，利用计算机和工程学等技术操纵"机器人—机械臂—专用微创手术器械"实施微创手术。

机器人手术最早出现在 1994 年，由美国 Computer Motion 公司研制，是一种声控腹腔镜自动扶镜手，被命名为自动定位内镜系统（AESOP）。1998 年，另外两种更加完善的机器人手术系统获得美国食品和药品监督管理局的批准而用于临床。

机器人远程手术与普通微创外科手术相比具有 3 个明显优势：一是突破人眼的局限。进入人体的三维高分辨率专用内镜，可使术野放大 10 倍，并可多屏清晰、稳定显示术野。二是突破人手的局限与人体的局限。机器人远程手术系统的专用微创手术器械具有活动范围为 180°的关节，支撑关节的杆可左右旋转 540°（即左右各旋转 270°）进行转动、挪动、摆动、紧握等动作。当解剖狭窄区域内的组织时，它比人手更加灵活，并可便捷地到达人手不可到达的角落。操控手柄上设有稳定器，克服了人手可能出现的抖动，特别是减弱甚至消除了长时间手术操作时人体可能产生的疲劳及颤抖，具有人手不可比拟的操作广度、精准度与稳定性，因此更加适用于精细、复杂、高难度、长时间的手术。三是突破了床旁直接操作的局限。手术医生可离开"手术床—患者—无菌区"，坐在几米之外非无菌区域的操纵台前实施手术，开启了远程手术的新篇章。

机器人远程手术系统进入临床应用之后迅速发展，已逐渐应用于泌尿外科、心脏外科、胸外科、肝胆外科、普外科、妇科、耳鼻喉科、头颈外科等多个专科领域，已在腹腔、胸腔、盆腔等相关手术领域中发挥重要作用。机器人远程手术的质量已得到临床的充分肯定，尤其是在一些复杂的、疑难的、狭窄区域内的外科手术中，其优势更为显著。以下以达芬奇机器人远程手术系统为例进行介绍。

1. 结构特点

达芬奇机器人远程手术系统由 3 个子系统、一套专用腔镜设备及器械组成，即医生操控系统、床旁机械臂系统、成像系统 3 个子系统，以及机器人专用腔镜设备及微创手术器械——仿真机械手。3 个子系统分工明确，各司其职，紧密关联，相辅相成。

（1）医生操控系统

医生操控系统（置于非无菌区，由手术医生操作）是达芬奇机器人远程手术系统的控制核心，由计算机系统、高清立体目镜、指环式操控手柄、脚踏式操纵板等组成。手术过程中，手术医生坐在远离"手术床—患者—无菌区"外的操纵台前，通过一个高清立体目镜观察患者体腔内术野中脏器及各种组织的高清 3D 图像，并将双手套入指环式操控手柄，发出动作指令，经计算机系统自动分析及处理，精确地将手术医生的动作指令传递到床旁机械臂系统，进而操纵机器人专用微创手术器械在患者体内实施一个又一个手术操作步骤，并可通过操纵台下的脚踏式操纵板完成电切、电凝等相关操作，从而协调顺畅地完成预期的外科手术。

（2）床旁机械臂系统

床旁机械臂系统（巡回护士为其罩上无菌罩，置于无菌区）貌似一个机器人体，"头部"是一个高清显示器，"胸部"有 3～4 个机械臂，包括 1 个镜头臂，2～3 个器械臂，柱身及底座内装有电动控制部分和 4 个滑动轮，构成稳定又灵活的身体支撑。镜头臂用于手术中把持高清立体目镜，产生比助手把持腹腔镜镜头更加稳定的效果，解决了人手持续把持难免疲劳导致手部抖动而出现的视野不稳定问题。器械臂上安装机器人专用微创手术器械用于完成各种手术动作，其具有 7 个自由度，可行器械臂关节上下、前后、左右运动与机器人专用微创手术器械的左右运动、旋转、开合、末端关节弯曲等 7 种动作。手术医生通过指环式操控手柄发起动作，经计算机翻译、调整、传送动作信息到床旁机械臂及机器人专用微创手术器械末端，实现比人手更加灵活的连续动作。机械臂具有位置记忆功能，更换器械后的机械臂可迅速回复至更换前的基本位置。达芬奇机器人远程手术系统具有与 ACE 超声刀联动的性能，更便于手术医生操作，有利于手术中分离止血。"直觉式运动模式"是达芬奇机器人远程手术系统独有的计算机辅助控制技术。经自动分析控制，可消除手术医生手的抖动；手术医生可自由控制镜头和器械；手术医生可调整自己手指与机械臂之间的运动比例，将某些大幅度的动作自动缩小，从而使手术操作更加稳定、精细。

床旁助手与洗手护士位于"手术床—患者—无菌区"内，根据手术医生的指令及时替换床旁机械臂上每一手术步骤所需的机器人专用微创手术器械，并通过辅助孔，主动默契地完成牵拉、吸引等协助手术医生的微创手术操作。

（3）3D 成像系统＋机器人专用腔镜设备

3D 成像系统＋机器人专用腔镜设备（置于无菌区外视频影像车上）车上安置有监视器、3D 影像控制中心、光缆、摄像头、双高强光源系统、二氧化碳气腹机、高频电刀、超声刀等。巡回护士按照常规预案及手术医生的指令操纵该系统。达芬奇机器人远程手术系统的 3D 成像系统提高了普通腹腔镜二维平面成像的效果，可为手术医生提供更加清晰、立体、真实的术野，利于手术中辨认组织关系，使缝合、打结等各种操作更加准确、便捷。同时，3D 成像系统可将术野放大 10 倍，更有利于精细操作。

（4）机器人专用微创手术器械

机器人专用微创手术器械（灭菌后置于无菌台上备用）——Endo Wrist 仿真机械手，包括各种功能的钳、剪、超声刀、抓钳、吸引器、牵开器等，各类器械有不同的安全使用期限。

2. 机器人手术护理要点

（1）特殊的术前准备

①机器人远程手术系统 3 个子系统的布局。根据手术部位及种类调整整个手术间内设备的布局，原则是便于操作，并利于手术医生、助手、护士三者之间的语言沟通及视觉沟通。②巡回护士将数据线分别连接于机器人远程手术系统的各个子系统。启动系统，并根据患者具体需要将心电监测导线、超声导线等连接到医生操纵台的成像系统接口。③巡回护士为床旁机械臂系统各机械臂分别套上无菌罩，并将各机械臂收起，用无菌大单遮盖保护。④设置医生操纵台参数。将医生操纵台显示模式设置为 3D 模式；根据手术需要，将医生手指与机械臂的动作比例设置为 1 ∶ 1.5，1 ∶ 2 或 1 ∶ 3；将两个器械臂分别设置为手术医生的左手和右手，剩余器械臂为备用臂。⑤巡回护士与洗手护士共同调节白平衡。通过调节镜头的角度（向上或向下）校准图像融合，确保两个光学通道准确融合，以形成精确的 3D 图像。⑥设置摄像头。根据需要选择摄像头，并用无菌保护套罩好。⑦连接外置手术录像系统。将 3D 成像系统输出线连接到外置手术录像系统上，输入手术患者信息。

（2）特殊的术中配合

建立系统与器械连接：将床旁机械臂系统推至手术床旁，与患者身体上的微创套管按顺序连接。镜头臂与观察孔套管连接，器械臂与所对应的套管连接。当套管装配器正好与套管紧密衔接时，按压卡扣，将两者锁定。安装机器人专用微创手术器械（Endo Wrist 仿真机械手）：递镜头给第一助手置入观察孔，将机器人专用微创手术器械尖端插入操作孔，将机器人专用微创手术器械滑入无菌适配器，直到出现"嘀嗒"声响。当机器人专用微创手术器械被系统识别后，会发出三声"嘀"的声响，机械臂末端 LED 灯呈白色。第一助手将安装好的机器人专用微创手术器械移至适当位置，成像于医生操控系统监视屏，机械臂末端 LED 灯呈蓝色，即进入待工作状态。连接完成后，与手术医生沟通，确认一切均准备到位后，手术医生开始通过医生操控系统实施手术操作。手术中需要移动或更换器械时，须与手术医生沟通，在其知晓并可观察到的情景下进行。

建立特殊沟通模式：机器人手术时，医护沟通的方式有较大的变化，由双向沟通模式变为三方（手术医生、洗手护士、床旁助手）协调互动模式，即看监视器，听手术医生指令——将所需机器人专用微创手术器械递给助手，或协助其共同安装——由手术医生完成操作动作。洗手护士一要熟知手术方案及步骤，了解手术部位解剖，从监视器上密切观察手术进展情况；二要熟知机器人操作的原理；三要同时关注床旁助手的位置与动作，以便提前准备好所需机器人专用微创手术器械或物品，默契、快速、准确地递到床旁助手的手上，完成手术医生的指令。机器人手术组护士要详细阅读机器人手术设备的相关资料，熟知其特性，掌握报警后的分析与处理方法，确保手术顺利进行。

（3）特殊的设备保养与维护

术后整理：手术结束后，洗手护士按顺序拆卸床旁机械臂上的各种器械与连接；将用过的机器人专用微创手术器械用清水冲洗后，再用多酶洗液浸泡、刷洗、漂洗、超声波清洗（超声波清洗为推荐清洗方法，应用加长的清洗槽，以便专用器械可以顺直地摆放在其中），然后晾干，喷涂器械保养剂，并装于专用器械盒内进行压力蒸汽灭菌（请遵照说明书执行）；将镜头擦洗干净（裸露的镜片用镜头纸及无水乙醇擦拭），检查是否完好，包装后低温灭菌。巡回护士则按顺序拆除床旁机械臂系统的无菌罩；将机器人远程手术系统的连接导线取下，按顺序整理好备用；将床旁机械臂系统与 3D 成像系统整理归位，放置于手术间固定位置，充电备用，避免碰撞；记录设备使用情况，包括本次手术所用机器人专用微创手术器械的剩余使用次数（不同机器人专用微创手术器械有不同的使用次数限制），做好补充准备。

定期维护与保养：机器人远程手术系统属于大型医疗设备，应按照《大型医用设备配置与使用管理办法》，设专人负责。上岗人员（包括医生、护士、操作人员、工程技术人员等）要接受岗位培训，取得相应的上岗资质。机器人远程手术系统每 3 个月或每 6 个月做一次系统保养，由专项负责人联系工程技术人员安排保养时间，并详细记录保养时间、内容及结果。建立机器人远程手术系统档案，包括说明书、管理制度、操作规程及标准、故障排除指导、使用保养及故障排除记录，记录应包括时间、地点、责任人、事件内容、解决方案、相关人员签名等。

3. 系统常见故障排除

当设备出现故障时，系统会确定故障是可恢复还是不可恢复的，并会自动采取以下措施：①锁定所有床旁机械臂。在此状态下，床旁机械臂上的机械臂和套管关节可以脱开。②发出故障报警蜂鸣——"嘟嘟"声。通过触及触摸板或触摸屏上的"Silence（静音）"按钮可以终止故障报警蜂鸣。③监视器上显示一条描述错误的文本信息，提示故障。

（1）可恢复故障

①出现故障时，应首先按下"Silence（静音）"按钮，消除报警蜂鸣。②排查故障的原因并给予解决。常见的问题：a. 电源中断。机器人远程手术系统 3 个子系统各有一个电源需单独接到插座上，当电源中断时系统会发出报警蜂鸣，同时启用蓄电池功能。排除方法是先关闭报警蜂鸣，然后根据屏幕提示检查电源的各个连接处，重新接通电源。b. 机器人专用微创手术器械不被识别。所安装的机器人专用微创手术器械无法被系统识别，常见原因是安装接触不良。排除方法是拔出机器人专用微创手术器械，重新安装，反复几次仍不能被识别，则可能是器械清洗得不干净，需要更换新的机器人专用微创手术器械。③按下"Recover（恢复）"按钮，系统将继续运行。

（2）不可恢复故障

①遇到不可恢复故障时，机械臂末端 LED 灯呈红色，即产生了不可修复的错误。排除方法是关闭整个系统，重新开机。如果反复几次仍无法排除故障，则需改变术式，记录错误符号并与工程技术人员联系维修。②系统重启步骤如下：a. 系统断电，按下系统的"Power（电源）"按钮。b. 重启系统，持续按下系统的"Power（电源）"按钮。c. 紧急停机，任何时候，如需停止系统操作，应按下医生操纵台"Emergency Stop（紧急停机）"按钮。当按下紧急停机按钮时，系统将此情况归类为一个可恢复故障。通过触及触摸板或触摸屏上"Recovery Fault（可恢复故障）"按钮，即可使系统继续运行。

（3）其他

当无法解决故障或机器人远程手术系统的某个部件损坏需暂停手术时，应将床旁机械臂系统从患者身旁撤离，联系工程技术人员进行维修或更换部件，同时密切观察患者的生命体征，酌情及时执行手术医生改变术式的指令。

（二）术中 CT 手术系统

CT 是指计算机体层成像。根据人体不同组织对 X 线的吸收率与透过率的不同，应用灵敏度极高的仪器对人体进行扫描，将扫描所获取的数据经电子计算机处理后，便可获得人体被检查部位的断面或立体的图像，从而发现体内任何部位的细小病变。

术中 CT 是现代医学影像诊断技术、现代外科手术技术、数字化网络及传输技术、计算机管理控制技术整合而发展形成的产物。随着手术技术的发展，出现了手术前精准定位，手术中再行 CT 扫描观察的需求。近年来，一些手术量较多的医院设计建造了术中 CT 手术系统，即将 CT 扫描系统安装在手术间的一侧墙壁内，手术中如需要可即刻进行 CT 扫描、影像导航，从而使这类手术的质量、安全性及效率大大提升。

随着科学技术的发展，术中 CT 手术系统的功能与效果不断提升，从二维成像到三维成像，从固定安装到移动方式，灵活多样的术中 CT 手术系统为精准、快捷的微创外科手术提供可能。使用中，手术患者卧于与 CT 扫描系统兼容匹配的碳纤维全自动多功能手术床上，需扫描时，CT 扫描机架沿着患者纵向移动，便可完成图像采集。需使用影像导航系统时，可随时将 CT 扫描获得的影像数据、资料传给导航系统，进行实时术中导航。通过 CT 扫描系统、影像导航系统、计算机管理控制系统及高清三维监视器，手术医生及手术间内的医护人员可以在任何照明条件下随即阅读各种清晰的图像。根据即时精准的定位，调整并完成手术预定方案。术前手术方案、术中 CT 扫描、影像导航、计算机管理控制等现代诊疗技术在手术中的综合应用，使手术更安全、病变切除更彻底、手术操作更便捷、手术效果更可靠，并可最大限度地保护相关组织、器官的功能。

术中 CT 手术系统的技术特点有：①能选择性地呈现人体各部位横断面、冠状面、矢状面及任意斜面的图像。②从横断面的各个角度连续观察，可消除二维影像的重叠效应。③高分辨率及对比度，可有效显示软组织结构。④手术中专用的大孔径扫描窗设计使安置患者于扫描体位更加容易，并扩展了 CT 扫描范围，显示了更大的外围解剖结构。⑤医疗影像专用高分辨率广角平面液晶无闪烁监视器，即使在室内强光下也能提供非常清晰的图像。⑥系统的计算机管理、存储与控制及丰富的高级临床应用软件等，集合优化了系统功能。如可行全自动剂量管理，使用尽可能低的剂量获取最佳的诊断影像；可操纵鼠标或键盘即刻调用所需图像，并可一屏多帧显示，从而辅助手术医生准确地确定肿瘤的边界或组织变异；辨识重要器官及组织，如脊髓、神经根、重要血管等的位置及走向；确定人体解剖结构与内固定器材的关系，准确重建力线，从而达到精准地切除肿瘤组织，矫正异常组织结构，安全地保护重要组织器官的功能，最大限度地保护或准确地重建组织功能的效果。

术中 CT 手术系统逐渐应用于骨科、神经外科、肝胆外科、普外科、耳鼻喉科、胸外科、疼痛科、口腔科等专科领域。

1. 系统组成

术中 CT 手术系统由 CT 扫描系统、影像导航系统、数字化洁净手术间、现代麻醉及监护系统、计算机管理控制系统及图像处理系统等组成，可实现精准、快捷完成微创的效果。为了提高大型医疗设备的使用率，CT 扫描系统可设置在两个手术间之间协调共用。术中 CT 手术系统可分为以下三个区域。

（1）手术间

手术间是实施手术的空间。由标准化配置的洁净手术间及特殊设施构成。特殊设施包括：①智能辐射屏蔽滑动门及地轨，门内为 CT 扫描机架。②悬挂式影像导航系统及触摸控制屏，可调控摄录像系统、摄像头角度、导航信息、内镜视频、室内照明等。③与 CT 扫描系统兼容匹配的碳纤维全自动多功能手术床。④大屏幕液晶监视器与壁挂监视器。⑤与控制室之间设有辐射屏蔽观察窗。

（2）CT 仓

CT 仓内置 CT 扫描机架，用智能辐射屏蔽滑动门使之与手术间相隔，其可沿地轨滑动进入手术间。无须术中扫描时，CT 扫描机架退回 CT 仓，在此期间可酌情为另一手术间的患者进行术前或术中 CT 扫描，以提高设备使用率。

（3）控制室

在控制室进行设备操控，完成 CT 扫描、影像导航及图像处理等工作。控制室由计算机集中控制系统、图像重建系统、导航原始数据重建与传输系统、影像归档和通信系统（PACS）、术中影像刻录系统、通信设备等组成。与手术间之间设有辐射屏蔽观察窗及 CT 手术间专用监控系统，以便在扫描中观察手术间内的全景情况。

2. 基本操作步骤

术中 CT 手术系统属于大型辐射性医疗设备，其使用、管理应执行《大型医用设备配置与使用管理办法》《放射性同位素与射线装置安全和防护条例》《中华人民共和国放射性污染防治法》相关条款。操作者应参加卫生部门组织的大型医用设备工程技术人员上岗资质培训，通过考核获得相应的资质证书，并定期参加复训及资质复审。在此类手术进行中，CT 扫描专业技术人员、手术医生、麻醉医生、手术护士各司其职，密切合作，以使手术顺利、安全，实现高质、高效的管理效果。

手术护士基本操作如下。

①检查手术床，根据不同手术部位，调整手术床头的朝向。根据手术种类及部位，检查并合理安放各种手术设备及器械。接患者入室，按常规行术前准备，包括手术安全核对、建立静脉通路、麻醉准备、摆放体位等，并特别注意保护患者肢体及受压部位皮肤，妥善固定患者。手术开始前安装无菌无影灯柄、无菌导航专用灯柄、导航器械上的反射球等备用。②行 CT 扫描前，在无菌操作下，配合手术医生为 CT 扫描机架套上无菌套备用。特别注意：CT 扫描机架上四个圆点前的无菌膜一定要铺平，套装完毕后更换无菌手套。术野周围遮盖双层无菌大单，以保护手术无菌区不被污染。扫描前再次检查患者及各管路是否妥善固定于安全状态，并将其他设备及器械车移至安全位置，充分暴露手术床两侧地面 CT 扫描机架的滑动地轨。在 CT 扫描专业技术人员调整手术床，确认 CT 扫描机架可行扫描时，室内全体医务人员进入控制室，并关闭安全门。③扫描期间，应密切观察患者生命体征及室内全景情况。扫描完成后，在无菌操作下将无菌台及各种设备归位，恢复手术进行状态。手术中，不应将冲洗水滴洒在 CT 扫描机架及地轨缝隙内，以免损坏轨道，影响设备滑动。手术结束后，各专业人员分别负责相关设备的术后整理，巡回护士做手术间全面检查整理，并锁好控制室及手术间门。发现异常，应立即联系 CT 扫描专业技术人员或专项负责人。

3. 注意事项

静脉通路尽可能建立在下肢，必要时连接延长管，确保扫描时不受影响，并便于观察。注意患者的安全与舒适，特别注意受压部位，如眼睛、会阴部等。扫描前，巡回护士应全方位检查，移开手术床周围的所有设备及物品，使扫描顺畅、无障碍。严格限制人员进入，无资质人员不得操作 CT 扫描系统。

建筑设计应包括辐射屏蔽墙、醒目规范的辐射警示灯、安全标识及提示。应备有足够的个人辐射防护用具，如移动式防辐射屏、铅衣等。参与手术间工作的医务人员应经过系统的辐射防护培训，并严格执行各项规章制度。

4. 辐射卫生防护制度

认真学习相关的条例法规，严格执行《中华人民共和国职业病防治法》《放射性同位素与射线装置安全和防护条例》等相关条款。防护技术负责人必须经过专门的培训并具有资质，每个月进行安全检查，填写"安全检查登记表"并按时上报。

工作人员应认真履行以下义务与责任：①遵守有关防护与安全规定、规则和程序。②正确使用监测仪表和防护设备与衣具。③注册者、许可证持有者及用人单位，应提供有关保护自己和他人的防护安全方面的经验与信息，包括健康监护和剂量评价等。④不进行任何可能导致自己和他人违反辐射防护标准、要求的活动。⑤学习有关防护与安全的知识，接受必要的防护与安全培训和指导，使自己能按辐射防护标准的要求进行工作。

严格执行操作规程，准确控制剂量。不得以任何理由与条件，放弃执行辐射防护安全措施。女性工作人员怀孕后，应及时通知用人单位，必要时改善其工作条件或环境。审管部门或健康监护机构认定某一工作人员由于健康原因不再适于从事涉及职业照射的工作时，用人单位应为该工作人员调换合适的工作岗位。定期由专人对工作人员进行个人监测和评价，并进行体检。按需要提供足够的防护用具，并保持其完好状态。在手术间入口处设立辐射工作状态指示灯、醒目的警示标识和指示标牌。定期由专人对环境进行监测和评价，并行设备维护。

（三）术中磁共振手术系统

磁共振成像（MRI）是利用磁共振原理，依据所释放的能量在物质内部不同结构、环境中呈现不同的衰减，通过外加梯度磁场检测所发射出的电磁波，即可得知构成这一物体原子核的位置和种类，据此绘制成物体内部的结构图像。随着电脑技术、电子电路技术、超导体技术的发展，磁共振成像成为一种重要的诊断工具。其所获得的图像非常清晰、精细，可对人体各部位多角度、多平面成像，其分辨率高，能具体地、多维地显示人体内的解剖结构、各种组织及相邻关系，对异常结构及病灶能更好地定位、定性。术中磁共振成像是神经外科手术中非常重要的影像指导工具，它能使手术观察范围扩大到整个颅内，并具有监测组织代谢、温度等多种功能，可提高手术的准确性、安全性和预后。

1993年，世界上第1台术中磁共振系统经美国通用电气公司和波士顿布列根妇女医院联合研发成功，此后又不断改进。术中磁共振系统的磁体设计基本上可分为开放式和封闭式；磁体种类可分为永磁和超导；磁场强度又可分为低场强和高场强。

1. 系统结构及功能特点

（1）磁共振系统的结构组成

①磁共振扫描系统：由静磁场、梯度场、射频系统（射频发生器和射频接收器）组成。有均磁线圈协助达到磁场的高均匀度。②计算机图像重建系统：来自射频接收器的信号经模数转换器后，模拟信号被转换成数字信号，根据与观察层面各体素的对应关系，经计算机处理，得出层面图像数据，再经数模转换器发到图像显示器上，用不同的灰度等级显示欲观察层面的图像。

（2）术中磁共振手术系统的结构组成

①手术间：手术间是实施手术的空间，由标准化配置的洁净手术间及特殊设施构成。特殊设施包括：a. 智能磁场屏蔽滑动门，门内为磁共振扫描仪。b. 磁体滑动天轨及两级场强地标。c. 触摸控制屏，可调控摄录像系统、摄像头角度、导航信息、内镜视频、室内照明等。d. 悬挂触摸式导航系统。e. 液晶监视器与壁挂监视器。f. 全景摄像头。g. 与磁共振扫描系统兼容匹配的多功能手术床。h. 洁净手术间总控面板，可调控灯光照明系统、扩音器、无线麦克风、播放器、数字化通信设施等。i. 综合信息系统——护士工作站。j. 与控制室之间设有磁场屏蔽观察窗。②诊断室：诊断室内置高场强磁共振扫描系统，用智能磁场屏蔽滑动门与手术间相

隔。无须术中扫描时，磁体系统退回诊断室，在此期间可完成其他患者手术前或手术后的全身各部位磁共振诊断扫描，以提高设备使用率。③控制室：控制室由摄录像主机、计算机图像重建系统、集中控制系统、触摸控制屏、数个监视器、通信设备等组成。其职能是进行设备控制操作，完成磁共振扫描及图像处理等工作。设有磁场屏蔽观察窗，以便在扫描中观察手术间内或诊断室内的全景情况。

（3）选择与磁共振扫描系统兼容匹配的设备及器械

术中磁共振扫描时，应避免使用顺磁性的器械。因顺磁性的器械进入靶点附近时可产生较强的伪影。所以设备使用前要常规检测、排查，应选择与磁共振扫描系统兼容匹配的设备及器械。

（4）术中磁共振手术系统功能特点

①技术的先进性：a.开放式的磁体设计，使外科医生有足够的操作空间，无须反复移动患者。b.术中磁共振手术系统提供的影像学信息超越了人眼直视的范围，根据手术所需，可进行任意平面的扫描，以最清楚的方式显示手术情况，并可实时提供三维空间图像，利于手术中观察、判断及精确定位。c.磁共振的影像可比 CT 的影像更加敏感地分辨正常组织与病变组织，局部解剖结构的位移可得到实时监测，利于彻底切除病变组织，防止其损伤正常组织，最大限度地保护病变区域的正常生理功能。d.磁共振本身具有对组织温度变化的可探查性，可用于热疗手术的监测。e.没有 CT 或造影带来的 X 线照射。②技术的局限性：a.价格昂贵，一般医院和患者难以接受。b.对手术中所使用的仪器设备有特殊的要求，限制了其应用范围，使可开展手术的种类尚有限。c.需建立特殊磁场屏蔽的手术室，对周围环境有要求。

2. 手术护理

术中磁共振手术系统属于大型医疗设备，其使用、管理应执行《大型医用设备配置与使用管理办法》相关条款。设备操作者应参加卫生部门组织的大型医用设备工程技术人员上岗资质培训，通过考核获得相应的资质证书，并定期参加复训及资质复审。在此类手术中，手术团队人员（磁共振专业技术人员、手术医生、麻醉医生、手术护士）应各司其职，密切合作，使手术顺利、安全，实现高质、高效的管理效果。

手术护理要点如下（以神经外科手术为例进行介绍）。

（1）术前护理

①术前一日访视患者，重点了解患者的全身情况，依据"术中磁共振安全筛查表"逐项问询核实，并向患者讲解术中磁共振手术间的环境及其特殊性，使其放心地配合手术。②手术当日认真查对患者基本资料、术前准备情况，再次依据"术中磁共振安全筛查表"逐项问询核实，确保没有金属、贵重物品等带入手术间，并如实记录、签名。

（2）术中护理

①协助患者移至手术床，上肢与躯干之间及两腿之间加保护衬垫，起到隔热防护作用，并用约束带妥善固定，以保证安全。②建立静脉通路，协助麻醉医生实施麻醉。③保护患者的眼睛及耳道：双眼结膜囊内涂眼药膏；双耳道填塞棉球，手术结束后及时取出棉球。④准确清点器械及物品，并记录。⑤协助手术医生安置体位及头架、安装线圈，应确保连

接准确，固定牢靠。⑥按神经外科手术护理常规，做好术中护理配合。⑦扫描前，洗手护士与巡回护士共同准确清点器械及物品，撤离高频电刀、双极电凝、吸引器等器械设备；撤离所有顺磁性物品至 5Gs* 线外。⑧安全检查：按从上至下顺序全面检查，检查患者四肢是否妥善包裹，检查各种仪器导线、管路是否妥善固定，将线圈固定在手术床左缘。撤去高频电刀负极板；撤离手术床周围所有物品；用无菌单妥善保护手术无菌区域及手术患者，并妥善固定；撤离吊塔及设备、导航仪等；撤离地面顺磁性物品，包括座凳、各种仪器等，确保手术床四周及地面没有遗留物品。⑨与磁共振专业技术人员共同按"术中磁共振安全筛查表"逐项确认无误后，在安全检查表及护理记录单上共同签字。⑩切断手术间交流电照明，所有医务人员均进入控制室后，协助关闭安全门。⑪进行磁共振扫描。⑫扫描结束后，归位各种仪器设备；重新连接吸引器及各种设备导线；重新妥善粘贴高频电刀负极板等。

（3）术后护理

按照手术后护理常规，同时做到以下几点。

①指导和检查保洁人员工作，保证质量达标。专人负责术中磁共振手术系统的清洁、整理工作；保洁人员必须经过专门培训，并考核合格；保洁人员必须在责任护士的督导下方可进入磁共振手术系统各区域工作；保洁过程中，必须确认磁体已关闭，保持各种仪器设备及物品的位置不变；工作中发现异常，应及时报告责任护士；保洁完成后，经责任护士检查达标后撤离。②检查磁共振手术间的各种仪器设备，并记录。③关闭照明系统。④关闭手术间安全门，并加锁。

3. 注意事项

接受术中磁共振手术的患者，体内不可有金属置入物，如人工关节、心脏起搏器、义齿等。术中磁共振手术系统的日常维护及管理应设专人负责。责任护士负责开关手术间安全门、各类设备，负责物品维护及补充；磁共振专业技术人员负责磁共振设备操作以及日常维护、定期检查、记录及资料收集，非专业人员严禁操作和使用设备。参加手术的人员必须经过专项培训，认真学习操作手册，熟练掌握此手术间内的各种仪器，严格遵守操作规程及管理制度。

严禁携带金属物品和设备进入磁共振手术系统所属区域，包括发卡、钥匙、助听器、打火机、皮带、义齿、手表、硬币、小刀、项链、耳环、手机、磁卡、带钢圈的胸罩、注射泵等，浓妆、有金属置入物、有心脏起搏器置入和心脏搭桥者也不可进入该区域。未经批准，严禁任何人进入术中磁共振手术系统各区域。

术中磁共振手术间仪器设备严格定位放置，顺磁性物品放置在 5 Gs 线以外。移动使用后应立即归位，并将脚轮制动。未经允许，不得带入其他设备。发生紧急情况时，先将磁体撤离患者，各级人员即刻实施应急预案。建筑设计应遵循《医院洁净手术部建筑技术规范》（GB 50333—2013），需设磁场屏蔽墙、醒目规范的警示灯、安全标识及提示，包括在每一设备上均应有磁共振兼容标识或不兼容标识。

（四）复合手术室系统

复合（Hybrid）手术室系统是血管造影技术、介入治疗技术、外科手术技术等多种现代

---

*1 Gs=10^{-4} T。

医学科学技术多学科融合的产物。1996 年，英国学者 Angelini 首次提出 Hybrid 手术的概念，当时指分期冠状动脉支架置入和冠状动脉旁路移植手术，用于治疗冠心病。经过多年的发展，Hybrid 手术室系统不断扩展到先天性心血管病、主动脉疾病、心脏瓣膜病、心律失常的手术治疗以及神经外科、脊柱外科手术等领域。

大型医疗设备数字减影血管造影（DSA）机及其附属部件嵌入现代化洁净手术室组成了 Hybrid 手术室系统，又称一站式复合手术间。在一站式复合手术间内可以对患者实施心脏及其他器官的影像学检查及诊断、介入治疗、手术治疗，使医生无须在手术室和介入导管室之间多次转移患者，从而避免患者因多次麻醉和转运可能带来的风险。随着科学技术的发展，悬吊式 DSA 系统在 Hybrid 手术室系统设计中逐渐成为主流，其克服了落地式 DSA 系统的局限性，更便于满足不同学科、不同部位手术的需求。

将现代信息化、数字化技术用于 Hybrid 手术室系统，可以实时采集、储存、处理各种医学影像图像及数据，其传输系统可实现手术实况远程转播、远程会诊。因此 Hybrid 手术室系统既是检查、诊断、介入治疗与手术治疗的专业技术手段，又是现代外科手术技术信息化交流的平台与教学平台。

1. 结构特点

Hybrid 手术室系统兼备现代介入导管室与现代洁净手术室的功能与特点，其结构、功能、布局、流程及管理均具有鲜明的专业化特点，是一个大型综合医疗设备系统。

（1）Hybrid 手术室系统的结构特点

①手术间：手术间是实施手术的空间，由标准化配置的洁净手术间及特殊设施构成。特殊设施包括：a.DSA 机及高压注射器系统。b. 与 DSA 机兼容匹配的全碳纤维多功能手术床。c. 血管超声仪、激活全血凝固时间（ACT）测定仪、多导联心电监护仪、除颤器。d. 多屏液晶监视器与壁挂监视器。e. 影音控制系统与数字化通信设施。f. 麻醉机、麻醉注射泵、监护仪、血氧仪、自体血液回收机。g. 高频电刀。h. 综合信息系统——护士工作站、PACS 等。i. 足够的辐射安全防护用品。j. 与控制室之间设有宽阔的辐射屏蔽观察窗。如开展心脏手术，还需配备相应的心脏外科手术设备，如电动胸骨锯、手术头灯、体外循环机、制冰碎冰机、循环水变温毯、连续心排监测仪、活化部分凝血活酶时间测定仪（APTT 仪）、彩色多普勒超声诊断仪、主动脉内球囊反搏仪等，以及便捷式血气分析仪、胶体渗透压测定仪等。②控制室与机房：控制室是进行设备操控及图像处理等工作的场所，也是 DSA 机扫描时医护人员辐射屏蔽安全室。手术间与控制室之间设有宽阔的辐射屏蔽观察窗，窗前的操作台上有数个监视器，分别显示各种设备的影像界面，其操控端口设置在操作台面上，使得控制室与手术间内的视听交流直观、便捷。各种设备的主机安置在机房中，与控制室相邻。③手术耗材库房：用来存储手术耗材，使用及出入库便捷。具备三个特点，一是具备现代的仓储设备，有柜式、滚动式、悬挂式、密码锁式等可供选用；二是经过科学的设计，空间、位置、码放方式等已通过论证推敲；三是现代信息化管理软件的开发利用，如条形码、芯片等。

（2）Hybrid 手术室系统的结构设计原则

①科学论证规划：科学论证决定了 Hybrid 手术室系统配置的科学性、可行性，以及运行质量和效率。项目科学论证由相关部门领导统领医学工程科、采购部门、手术科室、手术

室、各设备厂家技术人员等共同参与，确保建成后实现各专业所需各种功能、工作流程的便捷与安全，这也是辐射安全防护、医院感染防控等相关法规的基本要求。②标准设计建造：Hybrid 手术室系统通常需要较大的空间。其平面布局及建筑设计应遵循《医院洁净手术部建筑技术规范》《介入导管室建设规范》《医用诊断 X 线卫生防护标准》《放射性同位素与射线装置安全和防护条例》《中华人民共和国放射性污染防治法》等，而不是简单的叠加。③功能匹配契合：Hybrid 手术室系统各子系统的相互匹配及科学设计是实现其功效的关键。设计中应考虑各种设备的功能结构、安装和使用条件、多种图像信息综合利用的需求及条件、手术间的洁净级别、各组件之间的相互匹配及作用、辐射防护设施、库房及物流模式以及这种特殊手术室系统的专业管理制度等。具体包括：洁净度级别、图像质量、机架特性（灵活性、活动范围、占用空间）、多功能手术床及无影灯性能、匹配的高值耗材库房，以及不同类别手术所需的其他各种仪器设备的位置及可活动范围及路径。为操作便捷并节省空间，可利用悬挂式吊塔，并将各种接口（电、气、负压、信息等接口）的负荷、数量及位置进行细致的论证设计。

2. Hybrid 手术室系统的管理

（1）大型医疗设备管理

Hybrid 手术室系统的使用、管理应执行《大型医用设备配置与使用管理办法》相关条款，应由有资质的专业技术人员专人管理，并定期参加培训，取得相应资质。按现代介入导管室与现代洁净手术室管理标准定期维护设备，使其处于良好状态。位于综合手术室内的 Hybrid 手术室系统可实施密码锁管理。

（2）辐射安全防护管理

辐射安全防护的设计、实施与监控，应按《医用诊断 X 线卫生防护标准》实施，应包括流程设计、警示标识、辐射屏蔽墙及全套、足够、完好的辐射防护用具，并由相关管理部门定期督查。

（3）手术中急救技术管理

Hybrid 手术涉及的疾病范围及治疗过程，决定了手术中可能随时改变术式、出现大出血需要抢救等情况。因此，必须制订详尽的应急与抢救管理制度与流程，以应对手术中可能出现的各种情况，确保 Hybrid 手术的质量及效果。

（4）高值耗材物流管理

高值耗材库房及其物流管理是 Hybrid 手术室系统必备的附属设施及管理，应尽可能采用先进的现代化仓储设备及技术，确保较大的库存空间、便捷的拿取设计。

（5）医院感染控制管理

Hybrid 手术的医院感染控制管理具有三个特点：一是无论是否实施开放性手术，都应按开放性手术环境标准实施日常管理，确保开放性手术能随时进行；二是遵循急救手术中的感染控制原则，应特别加强人员与人流控制管理；三是严格执行一次性无菌物品使用与管理规范。

3. 手术护理

Hybrid手术设备结构复杂，手术中患者病情多变，随时可能进入抢救状态。因此，手术室护士应具有较高年资，经过专门培训，并具有较强的综合技能。

（1）术前护理

①术前访视：询问患者体内是否存在金属置入物，是否做过介入检查或治疗，是否有药物过敏史，是否对造影剂过敏，是否已知晓Hybrid手术的注意事项。②术前准备：除常规准备血管外科、心脏外科相应择期手术的器械及物品外，还应按医嘱准备介入专用器材，如特殊的导管、导丝、球囊、支架等。③应急预案：应急预案包括导管脱出或堵塞的处置、大出血的抢救、心搏骤停的抢救、特殊感染手术的处理等预案。④基本流程：手术安全核对，建立颈外静脉通路；与手术医生沟通避开颈外静脉穿刺部位，建立第2个静脉通路；配合麻醉；协助安置患者至所需手术相应的体位。

（2）术中护理

①密切观察生命体征，发现异常立即通报，并遵医嘱及时处理。②行造影或支架置入时，撤离造影范围内器械及物品，并清点数目。③各种无菌耗材拆封前，严格与手术医生双人核对品名、规格、型号及有效期，确保准确无误后开封启用。④各种导管应保持顺直，用肝素盐水（1∶5 000）冲洗后备用。⑤导丝应盘好压在治疗巾中，以防弹开，造成污染。⑥需手术时，按开放性手术的要求迅速展开手术并配合。⑦督导参加手术的人员严格落实辐射安全防护措施。⑧放射专业技术人员负责对手术医生做放射诊断、治疗方面的详细说明，提示手术医生遵守放射诊断、治疗原则，避免不必要的重复曝光，指导其合理使用射线。

（3）术后护理

①与病房护士详细交接并记录。②高值耗材及时计价，及时补充。③及时存储手术影像资料。④检查手术间各种设备仪器并归位、关机，记录使用情况。⑤完成相关登记与统计。

第三章　手术室围术期护理

第一节　手术前护理

手术前护理指从患者决定接受手术治疗到将患者安置在手术台上为止的护理。手术室护士在手术前护理中主要实施术前访视、接手术患者。

一、术前访视

（一）护理评估

1. 生理评估

生理评估包括生命体征、营养状况、自主活动能力、皮肤完整性及各系统、器官功能评估。

2. 心理评估

心理评估包括评估患者是否有焦虑、恐惧等心理状态。

3. 社会评估

社会评估包括年龄、性别、受教育程度、职业背景和宗教信仰等。

4. 认知能力评估

认知能力的评估主要是评估患者对疾病以及手术相关知识的了解程度。

5. 病情评估

查阅病历，了解患者的一般资料，包括：①既往史、手术史、过敏史、家族史。②手术方式、种类、性质、时间及麻醉方式。③患者的各种实验室检查报告、阳性体征、特殊感染，如肝、肾功能，血、尿常规，凝血时间，心电图，胸片等检查结果。

（二）常见护理诊断/问题

（1）知识缺乏：患者缺乏手术相关知识及术前准备内容和注意事项相关知识。

（2）焦虑与恐惧：与患者担心手术成功与否、术后恢复效果、手术费用、手术环境陌生、麻醉情况等因素有关。

（3）睡眠型态紊乱：与患者担心手术、麻醉有关。

（三）护理措施

1. 提高患者对手术的相关认识

巡回护士向患者进行自我介绍，说明术前访视目的，希望取得手术中患者的主动配合。告知患者术前禁饮、禁食事宜，具体时间可咨询其责任护士和管床医生。告知患者当日取下义齿，不化妆，避免佩戴首饰，不要携带手表、手机等金属物品，将术中需要的 X 线片、MRI 检查结果和药品备好，以便带入手术室，并在手术当日更换好病员服，排净大小便。根据患者的文化程度以不同的方式介绍麻醉种类、手术室环境、术中体位、手术过程，使其从心理上有充分准备。同时向患者发放相关疾病专科彩色宣传册。

2. 缓解患者术前焦虑与恐惧

（1）与患者谈心

用亲切、和蔼的言语安慰和鼓励患者；向患者阐明手术的重要性和必要性，使患者获得安全感；讲解该手术的优点，缓解患者的焦虑情绪；介绍同种疾病手术患者的手术后效果，使其树立康复的信心。

（2）倾听患者的需求

满足患者及家属对手术过程提出的合理要求，以缓解其焦虑与恐惧情绪。

3. 纠正睡眠紊乱型态

及时与负责医生、责任护士联系，手术前通过沟通或药物干预，解决患者睡眠问题。

（四）注意事项

注意首因效应，访视前要注意仪表端庄，举止大方，以同情的心态、和蔼的态度耐心地对待患者，取得患者的信任。与患者交谈必须使用普通话，采用通俗易懂的语言，避免讲方言。避免在患者吃饭和休息的时间段进行访视，其他时间段访视时，时间也不能过长，以免影响患者休息。访视时必须穿工作服，避免回答病情性质等问题。急诊手术的术前访视可通过电话了解患者的基本情况，对于直接从门诊转运的危重急症手术患者，如肝脾破裂、异位妊娠等大出血休克的患者，应直接与护送的医生或家属进行沟通。

二、接手术患者

（一）护理评估

①评估手术转运床性能。②评估患者生命体征，带入手术室各种管道的通畅性，对于急诊手术患者要评估输液部位。③评估患者意识、精神状态、配合情况及心理状况。④评估患者术前用药情况，禁食、禁饮情况。⑤评估女性患者月经情况。⑥评估手术同意书是否签字。⑦评估麻醉同意书是否签字。⑧评估手术区备皮情况。⑨评估手术部位标示。

（二）常见护理诊断／问题

（1）焦虑与恐惧：与患者担心手术的成功与否及疼痛有关。

（2）排尿异常：与手术、患者情绪紧张有关。

（3）有受伤的危险：与手术转运床的功能、转运途中的路面状况等有关。

（4）语言沟通障碍：与患者疾病、年龄、意识状态有关。

（三）护理措施

1. 术前心理疏通

巡回护士主动与患者亲切交流，鼓励患者说出紧张、担心的感觉，协助其寻找原因并针对原因进行解决。

2. 解决排尿异常

进入手术室前鼓励患者排空大小便，若出现异常，可留置导尿管。

3. 排查受伤的危险因素

接送前检查手术转运床的性能，接送途中注意路面情况，进出手术室注意保护患者的头部或伸出床外的身体部位，防止患者受伤。

4. 特殊患者核查与沟通

如智力障碍、听力障碍、婴幼儿、意识障碍、昏迷等患者，存在语言障碍问题，核查时或沟通时应咨询患者家属或随从医护人员。

（四）注意事项

严格进行手术患者的身份核对，如有疑问，及时与手术医生联系。核对昏迷、精神病、听力障碍、婴幼儿等特殊患者的身份时，应严格与家属或随从医护人员确认其身份。急危重症手术患者必须在医生和麻醉医生陪同下接入手术间。

第二节　手术中护理

手术中护理指从患者安置在手术台上准备手术到手术结束转到恢复室为止的护理。洗手护士和巡回护士分别担任着不同的角色，实施的是全期护理。也就是手术室护士运用所学知识与技能，针对手术患者存在的健康问题和需要，为患者提供手术中全期的各项专业及持续性护理活动。

一、护理评估

（一）患者心理状态的评估

评估患者术前的心理状态，观察其主动配合程度。

（二）手术间环境评估

评估及检查手术间环境，如手术间温度（21～25℃）、湿度（40%～60%）、物表整洁度等。

（三）患者生命体征的评估

1. 体温

正常口腔温度为36.3～37.2℃，腋下温度比口腔温度低0.2～0.4℃，直肠温度比口腔温度高0.5℃左右。

2. 脉搏

正常成人脉搏为60～100次/分。女性稍快于男性，儿童快于成人。老年人可为55～75次/分，新生儿可为120～140次/分。

3. 呼吸

正常成人呼吸频率为16～20次/分，儿童30～40次/分，儿童的呼吸频率随年龄的增长而减少，逐渐到成人的水平。呼吸与脉搏之比约为1∶4。正常人的呼吸幅度应是深浅适度。

4. 血压

正常成人收缩压为 90 ~ 140 mmHg*,舒张压为 60 ~ 90 mmHg,脉压为 30 ~ 40 mmHg。在 40 岁以后, 收缩压可随年龄增长而升高。新生儿收缩压为 50 ~ 60 mmHg, 舒张压为 30 ~ 40 mmHg。

5. 瞳孔

正常瞳孔直径在一般光线下为 2 ~ 4 mm, 两侧等圆、等大。瞳孔存在对光反射、集合反射。

（四）尿量的评估

评估并记录尿路的通畅性, 尿液的颜色、滴速及量。

（五）静脉输液的相关评估

手术前评估患者穿刺部位皮肤、静脉血管情况, 结合手术部位、手术体位的要求, 选定合适的输液部位和输液器具。

（六）手术中器材的评估

评估手术中使用器材的完整性、功能状态、安全性能。

（七）手术体位的评估

评估体位用具的完整性及实用性; 评估摆放后体位的稳定性、标准性; 评估术野是否暴露清楚; 评估手术医生操作的便利性。

（八）无菌物品的评估

评估手术需要的物品和器械的有效期及消毒、灭菌情况。

（九）手术中压疮评估

采用 3S（严重性、安全性、满意度）术中压疮评估量表, 从患者麻醉方式、手术体位、手术时间、受压部位皮肤状态、体重及手术区作用力等方面进行评估。

二、常见护理诊断 / 问题

（1）焦虑和恐惧: 与手术患者对手术、麻醉及手术治疗缺乏信心有关。

（2）有皮肤完整性受损的危险: 与手术患者皮肤、血管状况和长期输液有关。

（3）有误吸的危险: 与麻醉患者术前未严格禁食、禁饮有关。

（4）有受伤的危险: 与手术床过窄、患者无意识活动等有关。

（5）有体温过低的危险: 与手术时间长、环境温度低、术中使用低温液体、大量低温生理盐水冲洗等有关。

（6）有休克的危险: 与手术中出血、体液补充不足有关。

（7）有手术期体位性损伤的危险: 与体位摆放不当, 肢体过度外展、外旋等有关。

（8）有压疮的危险: 与疾病、营养状况、年龄等有关。

---

*1 mmHg ≈ 0.133 kPa。

三、护理措施

（一）减轻患者焦虑和恐惧

根据患者的具体情况，给予针对性的心理疏导。巡回护士多与患者交流，鼓励患者说出心理感受，分散其注意力，以释放焦虑情绪。

（二）选择合适的静脉穿刺方式

1. 选择穿刺部位

首选上肢部位穿刺，避免选择下肢穿刺，特殊手术需要除外。

2. 选择穿刺血管

首选近心端血管，血管应弹性好、无弯曲，且血管位置易固定。

3. 静脉穿刺困难患者穿刺部位

如老人、婴幼儿、长期输液的患者等，浅表静脉摸不到或有其他穿刺困难的情况时，可选择深静脉穿刺。

4. 观察穿刺部位

因静脉穿刺困难，常出现同部位多次穿刺，或同一条静脉多段穿刺的现象，因此术中必须严密观察静脉穿刺部位有无液体渗漏、周围皮肤有无肿胀等现象发生。

5. 特殊药物

对特殊药物，如刺激性强、浓度高的药物，要做好液体外渗的预防和处理。

（三）防止麻醉时误吸

麻醉前仔细询问患者禁饮、禁食情况。麻醉前准备中心吸引器，压力保持在 0.4 kPa，确保中心吸引器处于备用状态。

（四）防止患者坠床

麻醉实施前期，妥善固定患者。麻醉诱导期，巡回护士守护在患者的一侧，防止坠床。

（五）维持手术中体温稳定

调节手术间环境温度，根据患者手术需要、年龄需要、体质需要进行调节。手术中使用升温毯覆盖患者非手术部位，调节温度至 37℃，维持手术过程中患者体温稳定。需要降温的患者，手术中使用变温毯，可根据手术不同时段需要的温度，调节温度，以实施降温或升温。需要大量输液、输库存血或大量腔内冲洗的患者，使用液体控温仪或液体升温箱进行调节，温度调节在 37℃。

（六）保障组织灌注量

选择静脉穿刺部位时选近心端大血管，以便及时补液、补血，保持组织灌注。急危重症手术患者必须建立 2 条以上的静脉通道，必要时穿刺动脉和中心静脉。每条通道上均做标记，以免将静脉与动脉管道混淆。术中出现大量出血或大面积渗血时，开放各个通道，晶体、胶体和血制品胶体配合使用，维持循环稳定。手术过程中密切观察手术中出血量，以及患者末梢循环和尿量，通知麻醉医生准确记录出入量。

（七）避免患者肌肉、神经、血管损伤

1. 正确摆放手术体位

尽量维持正常人体的生理弯曲，防止肢体过度牵拉、扭曲、受压。在尽量减少对患者生理功能影响的前提下充分暴露术野，便于手术医生操作。保持患者正常的呼吸和循环功能。确保体位稳定性好，防止体位在手术中移动，避免发生各种手术期体位性损伤。评估手术床的性能及体位器具的准备情况、手术体位摆放的时机等。

2. 熟悉常见手术期体位性损伤

（1）仰卧位

直立性低血压、限制性脱发、受压点反应（常出现于足跟部、肘部、骶部）、尺/桡神经损伤、腰背痛、骨筋膜室综合征等。

（2）截石位

腓总神经损伤、腰背痛、骨筋膜室综合征等。

（3）侧卧位

眼耳部损伤、颈部损伤、肩胛上神经损伤、肺不张、臂丛神经损伤和腋窝血管损伤等。

（4）俯卧位

眼部损伤、颈部损伤、胸廓出口综合征、乳房损伤、男性生殖器损伤、静脉回流受阻等。

（5）坐位

直立性低血压、气胸、眼部受伤、面/舌肿胀、四肢麻痹、坐骨神经损伤等。

3. 手术期体位性损伤的防护措施

（1）仰卧位

仰卧位时，枕部、骶尾部、双足跟等受压部位要做好压疮的防护措施，双手外展角度不大于90°，防止损伤臂丛神经和腋神经。

（2）截石位

托住患者小腿部，避免肢体重量压迫腘窝处神经与血管，防止损伤腓总神经。两腿之间外展角度不大于135°。臀下垫一方形软垫。

（3）侧卧位

侧卧位时，避免下侧肢体受压；肩部和腋窝应垫一软枕，避免损伤臂丛神经及压迫腋窝血管；保持头部和脊柱在同一水平线上。

（4）俯卧位

俯卧位时，避免压迫眶上动脉和眶上神经；防止足部、女患者胸部及男患者会阴部受压；尽量避免胸腹部受压，以免胸腹腔压力过高导致术野出血，影响患者循环和呼吸功能。

（5）坐位

弹力绷带加压包扎下肢时，要松紧度适宜；提升背板时，应密切观察患者血压和心率的变化，可按15°、30°、45°、60°、75°提升背板，以维持血流动力学的稳定；固定头位时，始终保持头部略向前倾，下颌与胸骨的距离为二指，并衬一纱布垫，防止气管和颈静脉受压。

（八）预防非预期压疮的发生

1. 手术前对患者全面评估

手术前对患者全面评估，包括评估身高、体重、患病时间、各项检查和化验结果、有无水肿、自主活动能力、皮肤有无异常或压疮；若发现异常，应与病房护士取得联系，进行沟通，记录评估过程和评估结果。

2. 对手术中压疮风险的评估

压疮风险评估包括手术时间、麻醉方式、手术体位、患者年龄、皮肤状况等的评估。

3. 预防压疮的措施

（1）重点部位的护理

对受压点和好发部位粘贴压疮贴或使用减压保护垫预防压疮。

（2）体位的护理

按照体位摆放原则，做好体位摆放的评估和护理。

（3）其他

注意为患者保暖，通过调节室温、使用变温毯和液体控温仪可有效地维持患者的体温，从而保证患者皮肤的血供，以减轻或避免受压部位的血液循环障碍。

四、注意事项

（一）手术中用药、输血的核查

由麻醉医生或手术医生根据需要下达医嘱并做好相应记录，手术中用药、输血时由手术室护士与麻醉医生共同核查。

（二）防止发生坠床及压疮

妥善固定患者。保护患者受压皮肤，避免压疮的发生，做好交班并记录。

第三节　手术后护理

一、护理评估

护理评估内容包括：①评估患者意识状态、生命体征及病情变化。②评估伤口敷料有无渗出，引流管的类型、位置、管道是否通畅，观察引流液的颜色、性质、量。③评估受压部位皮肤状态。④评估输液管是否通畅，穿刺部位有无液体外渗。⑤术后 1～3 日评估患者手术切口和受压处皮肤、穿刺部位和血管情况。

二、常见护理诊断 / 问题

（1）有受伤的危险：与麻醉苏醒期躁动有关。

（2）疼痛：与手术创伤有关。

（3）有压疮的危险：与手术后长期卧床有关。

三、护理措施

（一）防止患者意外受伤

麻醉苏醒期，应设专人守候患者，加强固定、约束，防止患者坠床。意识清醒后，生命体征稳定的患者，由麻醉医生、手术医生、手术室护士一起护送回病房。将患者妥善安置到病床上，特殊患者如关节置换、骨折内固定手术后患者，手术医生应参与指导安置体位。

（二）病情观察

密切观察患者生命体征，包括呼吸次数、胸腹部呼吸活动度和血压、脉搏、心率、动脉血氧饱和度是否正常，以及皮肤颜色、末梢循环状况，如有异常，协助麻醉医生处理。观察手术后有无继发性出血，包括伤口有无渗血、胸腔引流量等。观察颈部手术患者手术后呼吸和切口的肿胀情况，防止切口部位出血，压迫气管。保持输液管道通畅，依据患者病情适当调节输液速度。保持呼吸道通畅，防止误吸呕吐物，应去枕平卧，头偏向一侧。保持各种管道通畅，保证各种管道无打折。引流袋低于引流平面，同时注意保持导尿管通畅。观察患者手术部位及全身情况，搬动及安置体位时动作要轻，防止体位突然改变引起影响血流动力学改变，使血压下降。

（三）压疮防护

术后观察患者全身皮肤状况，若发现患者发生非预期性压疮，要积极采取措施，防止皮肤的损害加深。与病房值班护士或护士长详细交班，将手术室压疮处理措施记录在特殊事件登记本上并签字。巡回护士要及时、准确填写压疮登记报告表，一式两份，一份科室留底，一份在一周内上交护理部。重大压疮或特殊情况需立即报告护理部。

四、手术后其他护理

（一）手术间的术后整理

按照手术间规范要求，还原手术间固定用物。手术间自净 30 分钟后，关闭层流开关。将次日手术所需要的器械和敷料准备齐全，使手术间处于备用状态。

（二）手术后回访

手术后 1～3 天回访患者，巡回护士和洗手护士均可回访。回访的目的是查看患者的病情恢复情况、伤口情况，观察伤口有无感染；观察受压部位的皮肤，有无神经功能障碍和损伤；观察电极板粘贴部位的皮肤情况，如有无红肿、水疱等；观察静脉穿刺部位情况。

第四章　胃肠外科手术护理

第一节　胃手术护理

一、概述

（一）胃相关解剖知识

1. 胃的解剖

胃是消化管的膨大部分，上以贲门接食管，下以幽门续十二指肠，胃中度充盈时，3/4 位于左季肋部，1/4 位于上腹部。贲门位于第 11 胸椎左侧，较为固定。幽门位于第 1 腰椎右侧，直立位时可下降至第 3 腰椎平面。

胃有四个部分：①胃底，位于贲门左侧，是高于贲门水平膨出的部分。②胃窦，位于角切迹平面与幽门之间。③胃体，介于胃底与角切迹之间，所占体积最大。④贲门部，贲门附近的部分。幽门前壁有一较粗的幽门前静脉，可作为幽门的标志，也是胃与十二指肠的分界线。胃的位置常因体型、体位、胃内容物的多少及呼吸而改变，有时胃大弯可达脐下甚至盆腔。

2. 胃的血管、神经和淋巴引流

（1）胃的血管

胃动脉来源于腹腔干及其分支。胃左动脉起于腹腔干，终支多与胃右动脉吻合；胃右动脉终支多与胃左动脉吻合形成胃小弯动脉弓；胃网膜左动脉、胃网膜右动脉分别起于脾动脉末端或其脾支、胃十二指肠动脉，分别在大网膜前两层腹膜间沿胃大弯右行、左行，胃网膜左动脉终支多与胃网膜右动脉吻合形成胃大弯动脉弓；胃短动脉分布于胃底前、后壁；胃后动脉分布于胃体后壁的上部。胃的静脉与同名动脉伴行形成交通支，并汇集注入肝门静脉系统。

（2）胃的神经支配

胃神经包括交感神经和副交感神经。交感神经抑制胃液分泌和蠕动，增强幽门括约肌的张力，并使胃的血管收缩；副交感神经来自左、右迷走神经，促进胃液分泌，增强胃的运动。

（3）胃的淋巴引流

胃淋巴管网丰富，共有 16 组淋巴结。分为 4 群：①腹腔淋巴结群，引流胃体小弯侧、胃底右侧部、贲门部淋巴液。②幽门上淋巴结群，引流幽门部小弯侧淋巴液。③幽门下淋巴结群，引流胃体大弯侧右侧部和幽门部大弯侧淋巴液。④胰脾淋巴结群，引流胃底左侧部、胃体大弯侧左侧部淋巴液。最后汇入腹腔淋巴结。

（二）胃的生理功能

胃的主要生理功能是接纳、储存、混合食物,分泌胃液初步进行食物消化。食物进入胃后约5分钟胃开始蠕动,从进食到完全排空需要4~6小时。正常成人每日分泌胃液1 500~2 500 mL,主要成分是胃酸、胃蛋白酶原、内因子、黏液等。

二、胃穿孔修补术护理

（一）术前准备

1.患者准备

术前禁食、禁饮,持续胃肠减压,控制感染。

2.用物准备

术前应准备治疗巾、孔巾、高频电刀、大量生理盐水、粗橡胶引流管、3-0可吸收线、1%活力碘、有齿短镊、显影纱布垫、23号手术刀、中弯血管钳、2-0丝线、组织剪、湿纱垫、腹部拉钩、吸引管、无齿卵圆钳、纱球、无齿长镊、6×14圆针、吸引器、11号手术刀、弯盘、10×34角针、12×28圆针、0号丝线、组织钳、棉球、纱布。

（二）护士手术配合

术中各手术步骤一般由洗手护士完成配合。

手术步骤1:术野皮肤消毒。

手术配合:递1%活力碘消毒皮肤3次。消毒范围上至乳头水平,下至耻骨联合,两侧至腋后线。常规铺4块治疗巾,铺孔巾。

手术步骤2:打开腹腔。

手术配合:采用上腹正中切口,递有齿短镊确定切口位置及长度,手术医生及助手各持显影纱布垫1块按压皮肤,以23号手术刀切开皮肤,显影纱布垫拭血,递高频电刀切皮下组织至肌层,递中弯血管钳止血,递2-0丝线结扎。切开腹膜,递组织剪扩大切口,递两块湿纱垫保护切口,递腹部拉钩牵开暴露术野。

手术步骤3:探查腹腔。

手术配合:用生理盐水打湿手探查腹腔,更换深部手术器械及湿纱垫。

手术步骤4:吸净腹腔内容物、胃内容物及腹腔渗出液。

手术配合:递吸引管吸引（必要时去除吸引头）。

手术步骤5:寻找穿孔部位。

手术配合:递无齿卵圆钳寻找和夹持穿孔部位。凡接触过穿孔渗出物的器械及纱球视为污染,均应放在弯盘内。

手术步骤6:修补穿孔部位。

手术配合:沿胃或十二指肠纵轴修补穿孔部位,并在附近取一块大网膜组织塞于穿孔处。递无齿长镊、6×14圆针、3-0可吸收线间断全层缝合穿孔部位。

手术步骤7:清理腹腔。

手术配合:递温生理盐水或0.1%活力碘盐水冲洗腹腔,递吸引器头吸净腹腔内液体。

手术步骤 8：放置引流管。

手术配合：递 11 号手术刀切开皮肤，中弯血管钳分离皮肤，置入粗橡胶引流管，递 10×34 角针、2-0 丝线固定引流管。

手术步骤 9：关闭腹腔。

关闭腹腔步骤：①缝合腹直肌后鞘和腹膜。②缝合腹直肌前鞘。③缝合皮下组织。④缝合皮肤，清点器械。

手术配合：①清点台上所有用物。②递中弯血管钳夹提腹膜，递 12×28 圆针、0 号丝线连续缝合腹膜上下角及两侧缘。③用 12×28 圆针、0 号丝线间断缝合腹白线处。④递组织钳夹取活力碘棉球消毒皮肤，递 12×28 圆针、0 号丝线间断缝合皮下组织。⑤递 10×34 角针、3-0 可吸收线间断缝合皮肤，备活力碘棉球消毒皮肤，纱布覆盖伤口。

三、胃大部切除术护理

此处的胃大部切除术指毕Ⅱ式切除术。

（一）术前准备

1. 患者准备

术前 12 小时禁食、禁饮，持续胃肠减压。

2. 用物准备

孔巾、治疗巾、腹部拉钩、3-0 可吸收线、1% 活力碘、有齿短镊、显影纱布垫、23 号手术刀、高频电刀、中弯血管钳、组织剪、湿纱垫、生理盐水、切割缝合器、2-0 丝线、6×14 圆针、3-0 丝线、有齿直血管钳、长镊、11 号手术刀、纱布、弯盘、0.5% 活力碘棉球、6×14 圆针、蚊式血管钳。

（二）护士手术配合

术中各手术步骤一般由洗手护士完成配合。

胃大部切除术（毕Ⅱ式）的手术步骤 1~3 及其手术配合同胃穿孔修补术。

手术步骤 4：游离胃大弯。

手术配合：递中弯血管钳分离血管，切断胃网膜左动、静脉，胃短动脉及静脉分支，胃网膜右动、静脉。中弯血管钳夹闭血管后，递组织剪剪开，递 6×14 圆针、2-0 丝线贯穿缝扎，胃短动脉留体端双重结扎。

手术步骤 5：游离胃小弯。

手术配合：递中弯血管钳分离血管，切断胃右动脉、静脉及胃左动脉下行支，中弯血管钳夹闭血管后，递组织剪剪开。递 2-0 丝线结扎，6×14 圆针、2-0 丝线贯穿缝扎。

手术步骤 6：断胃。

手术配合：递 6×14 圆针、3-0 丝线分层缝合部分胃残端。

手术步骤 7：游离十二指肠。

手术配合：递中弯血管钳、组织剪游离十二指肠，递 3-0 或 2-0 丝线结扎出血点。

手术步骤 8：切断十二指肠。

手术配合：递有齿直血管钳 2 把钳夹断肠管处，递长镊夹持湿纱垫保护切口周围，递 11

号手术刀切断，幽门断端递纱布包裹，取下标本及手术刀一并放入弯盘内。递 0.5% 活力碘棉球消毒残端。

手术步骤 9：处理十二指肠残端。

手术配合：递长镊、6×14 圆针、2-0 丝线绕过有齿直血管钳行间断缝合，松开有齿直血管钳，递 6×14 圆针、3-0 丝线间断缝合浆肌层。

手术步骤 10：胃空肠吻合（以 Moyniban 术为例）。

手术配合：于结肠前距十二指肠悬韧带（Treitz 韧带）8 ~ 12 cm 处将空肠与胃吻合，近端对大弯侧，递长镊、6×14 圆针、3-0 丝线缝合，吻合口两侧 6×14 圆针、3-0 丝线缝牵引线，蚊式血管钳夹线尾做牵引；间断缝合胃肠后壁浆肌层，全层缝合胃肠后壁、前壁，最后间断缝合胃肠前壁浆肌层。递长镊、6×14 圆针、3-0 丝线和 3-0 可吸收线缝合。

手术步骤 11：关闭腹腔。

手术配合：同胃穿孔修补术。

四、胃癌根治术护理

此处的胃癌根治术以胃窦部癌切除术为例。

（一）术前准备

1. 患者准备

术前 3 日常规进行胃肠道清洁准备，术前 12 小时禁食、禁饮，持续胃肠减压。

2. 用物准备

孔巾、治疗巾、腹部自动拉钩、腹部拉钩、1% 活力碘、有齿短镊、显影纱布垫、23 号手术刀、高频电刀、中弯血管钳、组织剪、湿纱垫、生理盐水、3-0 可吸收线、切割器、纱布垫、胆囊钳、活力碘棉球、6×14 圆针、2-0 丝线、无齿卵圆钳、直角钳、组织钳、12×28 圆针、0 号丝线、10×34 角针。

（二）护士手术配合

术中各手术步骤一般由洗手护士完成配合。

胃癌根治术的手术步骤 1~2 及其手术配合同胃穿孔修补术。

手术步骤 3：探查腹腔。

手术配合：递腹部拉钩暴露术野，递生理盐水湿手探查。递纱布垫覆盖切口周围，保护切口。递腹部自动拉钩牵开术野，递无齿卵圆钳提起胃。

手术步骤 4：切除大网膜及横结肠系膜前叶淋巴结。

手术配合：递高频电刀切除大网膜。递中弯血管钳、2-0 丝线结扎血管。

手术步骤 5：切断胃网膜右动、静脉血管，清除幽门下及胰后淋巴结。

手术配合：递胆囊钳分离，中弯血管钳钳夹，组织剪剪断，2-0 丝线结扎血管或 6×14 圆针、2-0 丝线缝扎。

手术步骤 6：分离、清除肝十二指肠韧带内肝动脉侧的淋巴结。

手术配合：递胆囊钳分离，中弯血管钳钳夹，组织剪剪断，2-0 丝线结扎血管或 6×14 圆针、2-0 丝线缝扎。

手术步骤 7：切断十二指肠，处理残端。

手术配合：递胆囊钳分离，中弯血管钳钳夹，组织剪剪断，2-0 丝线结扎血管或 6×14 圆针、2-0 丝线缝扎。

手术步骤 8：清除肝总动脉干淋巴结。

手术配合：递直角钳分离，中弯血管钳钳夹，组织剪剪断，2-0 丝线结扎。

手术步骤 9：清除胃左动脉、腹腔动脉周围淋巴结。

手术配合：同手术步骤 8 的手术配合。

手术步骤 10：清除胃网膜左动脉淋巴结。

手术配合：同手术步骤 8 的手术配合。

手术步骤 11：切除胃，重建消化道。

手术配合：递切割器。

手术步骤 12：关闭腹腔。

手术配合：同胃穿孔修补术。

五、胃部手术专科护理

（一）护理评估

①评估手术患者营养状态、疼痛性质、机体水和电解质失衡状况、实验室检查阳性结果。②评估手术患者生命体征、出血量、手术方式。③评估手术患者腹腔引流液量、颜色和性质，胃肠持续减压量，手术中尿量。

（二）常见护理诊断／问题

（1）急性疼痛：与穿孔后消化液、溃疡出血对腹膜的强烈刺激有关。

（2）体液不足：与消化液大量丢失、溃疡出血、梗阻后呕吐有关。

（3）营养失调：与禁食、清洁胃肠道、肿瘤消耗等有关。

（4）有吻合口瘘、吻合口狭窄与梗阻的危险：与手术、机体抵抗力有关。

（三）护理措施

1. 缓解疼痛

持续胃肠减压。

2. 维持体内水、电解质平衡

根据医嘱和电解质检测结果，选择输液种类和速度。由于胃部手术患者体液丢失多，常规麻醉插管前需输注 500～800 mL 平衡液，如乳酸林格液，心、肝、肾功能不良患者可选择 500～800 mL 复方电解质溶液。

3. 纠正营养失调

肿瘤患者可在术前补充能量，纠正贫血，术中大量出血时及时输注各类血制品。

4. 预防吻合口瘘、吻合口狭窄与梗阻

术中传递合适型号的吻合器、闭合器、切割器处理十二指肠残端、吻合胃与空肠。

第二节　小肠手术护理

一、概述

（一）小肠相关解剖知识

小肠分为十二指肠、空肠和回肠三部分。

1. 小肠的解剖

十二指肠是小肠的第一段，上接幽门，下续空肠，全长约 25 cm，分上部、降部、水平部和升部，呈"C"形弯曲并包绕胰头。十二指肠位于第 1 ~ 3 腰椎平面，紧贴腹后壁内面，大部分被腹膜固定在腹后壁。空肠上端起自十二指肠空肠曲，回肠下端至右髂窝与盲肠相接。空肠、回肠共长 3 ~ 5 m，两者之间无明显界限。系膜小肠的近侧 2/5 为空肠，位于左腰区和脐区；远侧 3/5 为回肠，位于脐区、右腹股沟区和盆腔内。

2. 小肠血管、神经和淋巴引流

（1）小肠的血管

空肠与回肠血液供应来自肠系膜上动脉，该动脉起于腹主动脉，从胰颈下缘左侧穿出，跨过十二指肠水平部前方，到达肠系膜根部。向右分出胰十二指肠下动脉、中结肠动脉、右结肠动脉、回结肠动脉，向左发出 12 ~ 18 条空肠、回肠动脉，各支相互吻合形成动脉弓，分布于肠壁。小肠的静脉与动脉伴行，最后集合汇入肠系膜上静脉，与脾静脉汇合成为肝门静脉。

（2）小肠的神经支配

小肠接受交感神经和副交感神经支配。交感神经兴奋抑制小肠蠕动和分泌，使血管收缩；副交感神经兴奋促进肠蠕动和肠腺分泌。小肠的痛觉由内脏感觉纤维随交感神经传入脊髓而传导。

（3）小肠的淋巴引流

空肠黏膜下有散在性孤立淋巴结，回肠则有许多淋巴集结。小肠淋巴管始于黏膜绒毛中央的乳糜管，淋巴液汇集于肠系膜根部的淋巴结，经肠系膜上淋巴结、腹腔淋巴结注入乳糜池。

（二）小肠的生理功能

小肠是食物消化和吸收的主要部位。小肠黏膜分泌含有多种酶的碱性肠液，可将食糜消化和分解为葡萄糖、氨基酸、果糖等。

二、小肠造瘘术护理

（一）术前准备

1. 患者准备

术前常规进行胃肠减压。

2. 用物准备

孔巾、造瘘营养管、长镊、大止血垫、1% 活力碘、治疗巾、有齿短镊、显影纱布、23 号手术刀、高频电刀、中弯血管钳、组织剪、湿纱垫、腹部拉钩、吸引管、12×28 圆针、0 号

丝线、组织钳、活力碘棉球、10×34 角针、纱布、11 号手术刀、止血钳、生理盐水纱布垫、无齿镊、6×14 圆针、3-0 丝线、50 mL 注射器、生理盐水、9×28 三角针、2-0 丝线。

（二）护士手术配合

术中各手术步骤一般由洗手护士完成配合。

小肠造瘘术的手术步骤 1~4 及其手术配合同胃穿孔修补术。

手术步骤 5：寻找 Treitz 韧带。

手术配合：递长镊、大止血垫，沿横结肠系膜向上寻找 Treitz 韧带，其是空肠起始的重要标志。

手术步骤 6：荷包缝合空肠。

手术配合：递 6×14 圆针、3-0 丝线，距离 Treitz 韧带 15 ~ 20 cm 处在浆膜层荷包缝合，递 11 号手术刀切开 5 mm 大小孔，递止血钳分离肠管，吸尽肠内容物。递生理盐水纱布垫保护肠管周围组织或器官。

手术步骤 7：空肠置管并包裹。

手术配合：将造瘘营养管插入肠腔，收紧荷包缝合处的丝线。递无齿镊、6×14 圆针、3-0 丝线在浆膜层间断缝合，并包埋造瘘营养管 3 ~ 5 cm。

手术步骤 8：固定造瘘营养管。

手术配合：递 50 mL 注射器，向造瘘营养管内注入生理盐水 20 mL，观察切口周围有无渗漏。手术医生将造瘘营养管尾部引出腹壁外，洗手护士递 6×14 圆针、3-0 丝线在浆膜层间断缝合壁腹膜、固定造瘘营养管。腹腔外递 9×28 三角针、2-0 丝线在腹腔外固定造瘘营养管。

手术步骤 9：关闭腹腔。

手术配合：同胃穿孔修补术。

三、小肠部分切除术护理

（一）术前准备

1. 患者准备

术前有梗阻者行胃肠减压。

2. 用物准备

孔巾、CDH25 吻合器（必要时）、1% 活力碘、治疗巾、有齿短镊、弯盘、中弯血管钳、湿纱垫、腹部拉钩、吸引器、12×28 圆针、0 号丝线、组织钳、10×34 角针、纱布、3-0 可吸收线、引流管、腹部自动拉钩、纱布垫、长无齿镊、组织剪、6×14 圆针、3-0 丝线、2-0 丝线、可可钳、肠钳、23 号手术刀、高频电刀、0.5% 活力碘棉球、显影纱布、生理盐水、蒸馏水。

（二）护士手术配合

术中各手术步骤一般由洗手护士完成配合。

小肠部分切除术步骤 1~2 及其手术配合同胃穿孔修补术。

手术步骤 3：分离病变部位肠系膜。

手术配合：递腹部自动拉钩牵开术野，纱布垫包裹病变位置，递长无齿镊、组织剪分离肠系膜，递 6×14 圆针、3-0 丝线缝扎止血或递 2-0 丝线结扎。

手术步骤 4：切除病变小肠。

手术配合：递可可钳和肠钳夹闭（肠钳夹住留体端）确定切除的小肠管两端。递 23 号手术刀从中切开小肠浆膜层，递高频电刀或组织剪切断肠管。递 0.5% 活力碘棉球消毒肠管 2～3次，递显影纱布包裹肠断端。同法切除另一端肠管。标本放置于弯盘内。

手术步骤 5：肠管端端吻合。

手术配合：递 3-0 丝线吊线牵拉肠管两端，递 3-0 可吸收线全层缝合肠壁。递 6×14 圆针、3-0 丝线在浆膜层间断缝合加固。或递 CDH25 吻合器实施肠管吻合。

手术步骤 6：缝合肠系膜间隙。

手术配合：递 3-0 丝线缝合肠系膜间隙。

手术步骤 7：清洗腹腔，放置引流管。

手术配合：递大量温生理盐水（肿瘤患者用蒸馏水）冲洗腹腔，递吸引器吸尽，放置引流管。

手术步骤 8：关闭腹腔。

手术配合：同胃穿孔修补术。

四、小肠手术专科护理

（一）护理评估

①评估手术患者营养失衡状态。②评估手术患者水、电解质及酸碱失衡情况；评估患者中毒情况。③评估手术过程中各项技术操作规范状况。

（二）常见护理诊断 / 问题

（1）急性疼痛：与疾病、腹胀有关。

（2）有酸碱失衡的危险：与肠道不通有关。

（3）有中毒的危险：与肠腔内的细菌和毒素吸收有关。

（4）有感染的危险：与肠内容物污染腹腔有关。

（三）护理措施

1. 缓解疼痛

持续胃肠减压，吸出肠内气体和液体，以减轻腹胀，缓解疼痛。

2. 纠正水、电解质与营养失衡

根据实验室测得的电解质参数及患者呕吐情况，选择不同种类液体输注；过度脱水患者，大量补充晶体溶液；血容量低者及时补充血制品和胶体溶液。

3. 防止感染和中毒

术前使用抗肠道内细菌的抗生素；术中操作时，严格执行技术操作规范，防止梗阻部位周围组织、器官被污染；术后用大量温生理盐水冲洗腹腔，直至腹腔内流出的液体颜色清亮，无污浊，如果病灶为肿瘤，冲洗时用大量蒸馏水，对肿瘤周围进行灭活，防止医源性肿瘤转移。

第三节　结肠手术护理

一、概述

（一）结肠相关解剖知识

1. 结肠的解剖

结肠包括升结肠（包括盲肠）、横结肠、降结肠和乙状结肠四部分，全长为 1.2~1.5 m。结肠有三个解剖标志，即结肠袋、肠脂垂和结肠带。

2. 结肠的血管、淋巴和神经

右半结肠血供来自肠系膜上动脉，分为回结肠动脉、右结肠动脉和中结肠动脉；左半结肠血供来自肠系膜下动脉，其分出左结肠动脉和数支乙状结肠动脉。结肠静脉与动脉伴行，肠系膜上、下静脉各分支最后汇合入肝门静脉。结肠淋巴结分为四组：结肠壁上淋巴结、结肠旁淋巴结、中间淋巴结和肠系膜上、下淋巴结。

（二）结肠的生理功能

结肠的主要生理功能是吸收水分和部分电解质、葡萄糖，并为消化后的食物残渣提供暂时的储存和转运场所，其吸收功能主要在右半结肠。

二、结肠造口术护理

（一）术前准备

1. 患者准备

术前 3 天口服导泻药清洁灌肠。

2. 用物准备

孔巾、玻璃棒、凡士林油纱布、1% 活力碘、显影纱布垫、高频电刀、2-0 丝线、23 号手术刀、湿纱垫、腹部拉钩、生理盐水、11 号手术刀、治疗巾、12×28 圆针、0 号丝线、组织钳、活力碘棉球、10×34 角针、纱布、长镊、中弯血管钳、组织剪、有齿短镊、蚊式血管钳、3-0 丝线、短橡皮管、无齿镊、6×14 圆针。

（二）护士手术配合

术中各手术步骤一般由洗手护士完成配合。

结肠造口术的手术步骤 1~3 及其手术配合同胃穿孔修补术。

手术步骤 4：游离大网膜及横结肠系膜。

手术配合：递长镊、中弯血管钳、组织剪充分游离，递 2-0 丝线结扎或缝扎止血。

手术步骤 5：于脐下切一小口。

手术配合：更换刀片，递 11 号手术刀切一小口，有齿短镊提夹皮缘并切除，递蚊式血管钳止血、3-0 丝线结扎或电凝止血。

手术步骤 6：结肠造口。

手术配合：递玻璃棒穿过肠系膜无血管区，递短橡皮管套住玻璃棒两端，以防肠管缩回腹腔。递无齿镊、6×14 圆针、3-0 丝线将外置结肠的脂肪垂与腹膜缝合。递凡士林油纱布包绕外置的结肠，以保护切口周围皮肤及结肠。

手术步骤 7：关闭腹腔。

手术配合：同胃穿孔修补术。

三、右半结肠切除术护理

（一）术前准备

1. 患者准备

术前 3 天口服导泻药清洁灌肠。

2. 用物准备

孔巾、治疗巾、吸引器、超声刀、1% 活力碘、23 号手术刀、中弯血管钳、电刀、甲状腺拉钩、组织剪、显影纱垫、生理盐水、大拉钩、腹部深部拉钩、湿棉垫、纱布条、氟尿嘧啶、2-0 丝线、6×14 圆针、3-0 丝线、肠钳、有齿直血管钳、线剪、0.5% 活力碘棉球、蒸馏水、10×28 圆针、0 号丝线、9×28 大三角针、消毒棉球、纱布。

（二）护士手术配合

术中各手术步骤一般由洗手护士完成配合。

此处右半结肠切除术以右侧旁正中切口为例展开描述。

手术步骤 1：术野皮肤消毒。

手术配合：递孔巾、治疗巾常规铺单。递 1% 活力碘消毒皮肤 3 次。消毒范围：上至剑突，下至大腿上 1/3 前内侧及会阴部，两侧至腋后线。

手术步骤 2：剖腹探查。

手术配合：取旁正中切口，递 23 号手术刀切开皮肤、皮下组织，递中弯血管钳和电刀止血，递甲状腺拉钩牵开显露切口。用刀柄钝性分离，甲状腺拉钩牵开，显露腹直肌后鞘及腹膜，以 23 号手术刀切开，递组织剪扩大切口。递两块显影纱垫保护切口，递腹部深部拉钩牵开显露术野。递生理盐水湿手，准备好吸引器。

手术步骤 3：显露右半结肠。

手术配合：协助手术医生上大拉钩，递湿棉垫保护切口。递纱布条结扎结肠病变的两端，抽取氟尿嘧啶 500 mg 递给手术医生注入病变结肠内。

手术步骤 4：游离右半结肠、回结肠动静脉。

手术配合：递中弯血管钳、电刀、超声刀游离，递 2-0 丝线结扎或缝扎止血。

手术步骤 5：游离大网膜、右半结肠。

手术配合：递中弯血管钳、电刀游离，递 2-0 丝线结扎或 6×14 圆针、3-0 丝线缝扎止血。

手术步骤 6：切断横结肠肠管。

手术配合：递肠钳 2 把、有齿直血管钳 2 把钳夹预定切断处的肠管，递线剪切断肠管，妥善安置标本，递 0.5% 活力碘棉球消毒肠管切口。

手术步骤 7：端端吻合肠管。

手术配合：将回肠与横结肠端端吻合或将端侧吻合切断，吻合肠管。递 6×14 圆针、3-0 丝线间断缝合。

手术步骤 8：关闭肠系膜间隙。

手术配合：递 6×14 圆针、3-0 丝线间断缝合回肠系膜与结肠系膜间隙。

手术步骤 9：关闭腹腔。

关闭腹腔步骤：①缝合腹直肌后鞘及腹膜。②冲洗切口。③缝合腹直肌前鞘。④缝合皮下组织。⑤缝合皮肤，覆盖切口。

手术配合：①清点器械，递蒸馏水冲洗腹腔，放置腹腔引流管。②递中弯血管钳提起腹膜，递 10×28 圆针、0 号丝线缝合，或关闭腹白线缝合腹膜。③递生理盐水冲洗，吸引器吸引。④递 10×28 圆针、2-0 丝线间断缝合腹直肌前鞘。⑤递 0.5% 活力碘消毒切口，10×28 圆针、3-0 丝线间断缝合皮下组织。⑥递 9×28 大三角针、3-0 丝线间断缝合皮肤，用消毒棉球消毒皮肤，纱布覆盖切口。

四、结肠手术专科护理

（一）护理评估

①评估手术患者肠道及腹部皮肤准备情况。②评估手术可能实施的手术方式。③评估手术患者腹部伤口或造口包扎情况。

（二）常见护理诊断/问题

（1）有感染的危险：与术前清洁灌肠、肿瘤梗阻程度有关。

（2）自我形象紊乱：与腹壁结肠造口有关。

（三）护理措施

1. 防止肠内容物污染

术前准备切口保护套、大量 0.5% 活力碘棉球、纱布垫等，出现肠道内容物外溢时，及时用纱布垫包绕局部，0.5% 活力碘棉球多次消毒处理，被污染的器械和物品单独存放，以防止腹腔内粘连、切口感染。

2. 包扎好造口

造口在腹壁固定好后，用凡士林纱布覆盖好，以多层纱布保护，外加透明膜固定，防止肠内容物外溢。

第四节　直肠与肛管手术护理

一、概述

（一）直肠与肛管相关解剖知识

1. 直肠与肛管的解剖

直肠位于盆腔的后下部，骶骨前方，在第 3 骶椎前方，上自乙状结肠，向下穿过盆膈移行于肛管，全长 10~14 cm。可分为上段直肠和下段直肠，以腹膜反折为界。男性直肠下段与膀胱底、前列腺、精囊腺、输精管壶腹、输尿管盆段相邻，女性直肠下段与阴道后壁相邻。肛管上自直肠穿过盆隔的平面，下至肛门缘，长约 4 cm。肛管被肛门括约肌包绕，平时处于收缩状态，有控制排便的作用。

2. 直肠与肛管的血管、淋巴和神经

（1）直肠与肛管的血管

直肠与肛管区的动脉有四支，即直肠上动脉、直肠下动脉、肛动脉和骶正中动脉。直肠上动脉是直肠供血中最主要的一支，来自肠系膜下动脉；直肠下动脉来自两侧髂内动脉，沿直肠侧韧带向内、向前至直肠下端，并与直肠上动脉在齿状线相吻合；肛动脉来自阴部内动脉，供应肛管和括约肌，并与直肠上、下动脉相吻合；骶正中动脉是主动脉的直接小分支，沿骶骨而下，供应直肠下端的后壁。

直肠肛管区有两个静脉丛：①直肠上静脉丛，位于齿状线以上的直肠黏膜下层内。该静脉丛汇成分支后穿过直肠壁，集成直肠上静脉，经肠系膜下静脉注入门静脉。②直肠下静脉丛，位于齿状线以下的肛管皮肤下层，是外痔的发生部位，直接或经阴部内静脉流入髂内静脉。以上两静脉丛之间有丰富的吻合支，成为门静脉系统的一个重要侧支循环通路。

（2）直肠与肛管的淋巴引流

淋巴引流以齿状线为界，分为上、下两组。上组在齿状线以上，包括直肠黏膜、黏膜下层、肌层、浆膜下以及肠壁外淋巴网，可流向三个方向：①向上经直肠后骶淋巴结，再经乙状结肠系膜根部淋巴结，最后流入主动脉周围淋巴结。②直肠下端可向两侧流入髂内淋巴结。③向下至两侧坐骨直肠窝淋巴结，穿过肛提肌至髂内淋巴结。下组经会阴部流入腹股沟淋巴结，至髂外淋巴结。

（3）直肠与肛管的神经支配

以齿状线为界，其上由交感神经和副交感神经支配，其下由阴部神经的分支支配，分支包括直肠下神经、会阴神经、肛尾神经等。

（二）直肠与肛管的生理功能

直肠是储存大便的部位，并可促进大便在肠道的排空。肛管的主要功能是排泄粪便。

二、经腹会阴部直肠癌根治术护理

（一）术前准备

1. 患者准备

术前 3 天开始进流质饮食，口服导泻药清洁灌肠。

2. 用物准备

无齿镊、腹部拉钩、引流袋、显影纱布垫、电刀、肠钳、1% 活力碘、0.5% 活力碘、14F 气囊导尿管、液状石蜡、注射器、生理盐水、生理盐水纱垫、长镊、长组织剪、长弯血管钳、中弯血管钳、2-0 或 0 号长丝线、长直角钳、吸引器、15 号手术刀、0 号丝线、长有齿直钳、23 号手术刀、0.5% 活力碘棉球、6×17 圆针、2-0 丝线、橡皮手套、3-0 丝线、5×12 圆针、有齿直血管钳、蒸馏水、长持针钳、蚊式血管钳、干纱布、组织钳、深部拉钩、生理盐水纱布、弯盘、粗胶管、10×34 圆针、有齿短镊、9×28 角针、纱布、敷料。

（二）护士手术配合

术中各手术步骤一般由洗手护士完成配合。

手术步骤 1：术野皮肤消毒。

手术配合：递 1% 活力碘消毒皮肤 3 次，会阴部使用 0.5% 活力碘消毒。消毒范围：上自剑突，下至大腿上 1/3 前内侧及会阴部，两侧至腋后线。

手术步骤 2：留置双腔导尿管。

手术配合：递 14 F 气囊导尿管、液状石蜡，注射器抽吸生理盐水 10 mL 递给手术医生充盈气囊，连接引流袋。

手术步骤 3：常规剖腹探查（见胃穿孔修补术步骤 2 ~ 3）。

手术配合：同胃穿孔修补术步骤 2 ~ 3 的手术配合。

手术步骤 4：腹部手术。

腹部手术的具体步骤如下：①剪开乙状结肠外侧腹膜及腹膜反褶处，分离乙状结肠系膜。②分离直肠后壁及直肠旁的疏松结缔组织。③分离直肠肌壁。④切断直肠两侧韧带，结扎直肠中动、静脉。⑤切断肠系膜下血管。⑥切断乙状结肠。⑦缝合近端肠管，做人工肛门。⑧人工肛门腹壁造口。a. 左下腹偏外侧做一椭圆形切口，同时切去一小块皮肤及腹外斜肌腱膜。b. 逐层切开至腹膜。c. 将近端乙状结肠自此切口拉出，固定于腹壁上。d. 钳夹乙状结肠腹壁造口端，48 小时后开放。⑨盆腔冲洗。⑩缝闭盆底，缝闭盆腹膜，盆腔内留置引流管自腹部下端引出。⑪关闭腹腔。

手术配合：①递长镊、长组织剪剪开侧腹膜，长弯血管钳分离、钳夹止血，中弯血管钳带 2-0 或 0 号长丝线结扎。②递中弯血管钳夹束带提起乙状结肠，长镊、长直角钳、长组织剪分离，长弯血管钳止血，中弯血管钳带 2-0 或 0 号长丝线结扎。递生理盐水纱布，吸引器配合。③递长弯血管钳夹，15 号手术刀切断，0 号丝线结扎或缝扎。④递长直角钳、长组织剪分离，0 号、2-0 丝线双重结扎。⑤递长有齿直钳及肠钳夹住肠管，23 号手术刀切断，用 0.5% 活力碘棉球消毒残端。⑥递长镊、6×17 圆针、2-0 丝线缝合近端肠管，橡皮手套套住远端，0 号丝线扎紧。⑦递 0.5% 活力碘棉球消毒皮肤，用 23 号手术刀切开，蚊式血管钳钳夹止血，3-0 丝线结扎或电凝止血。⑧更换刀片，逐层切开。递 5×12 圆针、3-0 丝线缝合固定人工肛门。递有齿直血管钳 1 把钳夹乙状结肠造口（此钳带回病房）。⑨用温蒸馏水冲洗（此时会阴部切口已将标本移除，止血完毕）。⑩递长镊、长持针钳、6×17 圆针、2-0 长丝线缝合。⑪关闭腹腔的手术配合胃穿孔修补术。

手术步骤 5：会阴手术（另备会阴手术物品一份）。

会阴手术的具体步骤：①再次消毒肛周皮肤，缝闭肛门。②距肛门 2～3 cm 处做一椭圆形切口，切开皮肤、皮下脂肪。③切断两侧肛提肌。④分离、切断直肠周围的组织，拉出乙状结肠远端。⑤冲洗切口。⑥于骶前腔内放置引流。⑦逐层缝合切口。⑧覆盖切口。

手术配合：①递 0.5% 活力碘棉球消毒，9×28 角针、3-0 丝线缝闭肛门。②递 23 号手术刀切开，蚊式血管钳或电凝止血，3-0 丝线结扎，干纱布拭血，递组织钳数把钳夹周围皮肤做牵引。③更换刀片，递中弯血管钳钳夹、分离，递 23 号手术刀切断，2-0 丝线结扎，生理盐水纱垫拭血。④递长弯血管钳分离，组织剪剪断，深部拉钩牵开，2-0 丝线结扎出血点，生理盐水纱布压迫止血，切下的标本置于弯盘内。⑤大量温生理盐水冲洗（腹部与会阴部切口可先后或分两组进行）。⑥彻底清点器械、敷料等数目，递粗胶管 1 条、中弯血管钳协助置管。⑦递无齿镊，10×34 圆针、2-0 丝线逐层缝合切口，递有齿镊、9×28 角针、3-0 丝线缝合皮肤。⑧递有齿短镊 2 把对合皮肤，0.5% 活力碘棉球消毒皮肤，纱布、敷料覆盖切口。

三、肛瘘切除术（挂线）护理

（一）术前准备

1. 患者准备

术前 1 日进流质饮食，口服泻药准备肠道。会阴部及肛周备皮，清洁肛周。

2. 用物准备

润滑油、探针、亚甲蓝、窥肛器、液状石蜡、注射器、平头注射器针头 1 个、无菌橡皮筋、活力碘棉球、纱布、1% 活力碘、0.5% 活力碘、有齿镊、15 号手术刀、组织剪、电刀、蚊式血管钳、圆针、2-0 可吸收缝线、6×17 角针、3-0 丝线、凡士林油纱布或碘仿纱布。

（二）护士手术配合

术中各手术步骤一般由洗手护士完成配合。

手术步骤 1：术野皮肤消毒。

手术配合：递 1% 活力碘消毒皮肤 3 次，会阴部使用 0.5% 活力碘消毒。消毒范围：上自髂前上棘，下至大腿上 1/3，包括会阴部及臀部。

手术步骤 2：扩张肛管。

手术配合：递 1% 活力碘棉球消毒，递液状石蜡、窥肛器扩张肛管。

手术步骤 3：插入探针。

手术配合：用注射器连接平头注射器针头抽吸亚甲蓝，递给手术医生自瘘管外门注入，将涂有润滑油的探针从外口插入，经内口穿出。对挂线患者，则将探针尾端缚一无菌橡皮筋递给手术医生，拉紧橡皮筋。

手术步骤 4：沿瘘管内、外的皮肤及黏膜切开，直至瘘管壁全部切除。

手术配合：递有齿镊、15号手术刀切开，递组织剪或电刀剥离瘘管壁，递蚊式血管钳钳夹，电刀电凝止血。

手术步骤5：处理创面（处理创面包括一期缝合和二期缝合）。

手术配合：递圆针、2-0可吸收线全层缝合，6×17角针、3-0丝线间断缝合皮肤。电凝止血后，递凡士林油纱布或碘仿纱布填塞创面。

手术步骤6：覆盖切口。

手术配合：递有齿镊对合皮肤，活力碘棉球消毒，纱布覆盖切口。

四、痔吻合器环形切除术护理

（一）术前准备

1. 患者准备

术前1日灌肠、备皮、清洁。

2. 用物准备

1%活力碘、0.5%活力碘、活力碘棉球、33 mm吻合器（HCS33）、肛管扩张器（CAD33）、肛镜缝扎器（PAS33）、持线器（ST100）、粗引流管、凡士林油纱布、液状石蜡、圆形肛门扩张器、3-0可吸收线、橡皮管、纱布。

（二）手术方法及手术配合

术中各手术步骤一般由洗手护士完成配合。痔吻合器环形切除术的手术步骤1～2及其手术配合同肛瘘切除术。

手术步骤3：扩肛5分钟左右。

手术配合：将圆形肛门扩张器涂抹液状石蜡后递给手术医生缓慢塞入肛门内，取出内芯。

手术步骤4：通过肛镜缝扎器于齿状线上方约4 cm处将直肠黏膜环形缝合1圈。

手术配合：递肛镜缝扎器（PAS33）置入，通过旋转肛镜缝扎器，用3-0可吸收线将直肠黏膜下缝入，退出肛镜缝扎器。

手术步骤5：将33 mm吻合器（HCS33）头端伸入到环扎处上端，环扎缝线打结，用持线器（ST100）通过吻合器的孔道将线带出。

手术配合：递头端张开到最大限度的33 mm吻合器，伸入到环扎处上端，递持线器打结。

手术步骤6：击发吻合器并取出。

手术配合：牵引结扎线并在顺时针方向旋转收紧吻合器的同时完成结扎脱垂黏膜的操作，打开吻合器的保险装置，击发吻合器。将吻合器逆时针方向旋转1周，取出吻合器和肛门扩张器。

手术步骤7：直肠内放置引流管。

手术配合：将粗引流管外包绕凡士林油纱布，递给手术医生塞入肛门，以保护肛门皮肤创缘，用纱布覆盖。

五、直肠与肛管手术专科护理

（一）护理评估

①评估会阴部备皮及清洁情况。②评估患者手术体位安全性。③评估手术过程中无菌操作。

（二）常见护理诊断／问题

（1）有受伤的危险：与体位防护、肢体承重有关。

（2）有感染的危险：与肠内容物污染、患者抵抗力降低有关。

（三）护理措施

1. 保护患者隐私

在术前操作过程中，无论是协助患者脱衣，还是摆放截石位，都要注意保护患者隐私。如果患者特别介意，最好在麻醉后操作。

2. 截石位防护

摆放截石位时，下肢膝关节注意保暖，腘窝处使用压疮贴和啫喱垫防护，避免损伤腓总神经；肢体不能过度外展，以免发生髋关节损伤；手术过程中，洗手护士和助手不能以膝关节为支点放置器械、物品在患者膝部，以免造成不必要的伤害。

3. 清洁、污染器械分区放置

手术中，洗手护士应严格执行器械洁、污分区放置原则，避免造成腹腔及伤口感染。

4. 增强患者抵抗力

患者术后根据身体恢复情况适当运动，日常多吃高营养食物，注意营养均衡，保持乐观的心态。

第五节　无张力疝修补手术护理

体内某个器官或组织离开其正常解剖部位，通过先天或后天形成的薄弱点、缺损或孔隙进入另一部位，称为疝。疝多发生于腹部，以腹外疝为多见，临床常见的腹外疝有腹股沟疝、股疝、脐疝、切口疝等。

以下以腹股沟疝为例展开介绍。

一、术前准备

1. 患者准备

术前排空膀胱；治疗咳嗽、便秘等会引起腹内压增高的疾病或症状。

2. 用物准备

疝包、孔巾、各型补片、1% 活力碘、0.5% 活力碘、10 号手术刀、电刀、中弯止血钳、组织剪、2-0 丝线、6×14 圆针、3-0 丝线、7×17 圆针、9×28 三角针。

二、护士手术配合

术中各手术步骤一般由洗手护士完成配合。

手术步骤1：确认手术切口。

手术配合：下腹腹股沟韧带中点上方约2 cm处至耻骨结节，做与腹股沟韧带平行的斜切口。

手术步骤2：术野皮肤消毒。

手术配合：递1%活力碘消毒皮肤3次，会阴部使用0.5%活力碘消毒。消毒范围上至脐部，下至大腿1/3内侧，两侧至腋后线，包括会阴部。

手术步骤3：切开皮肤、皮下组织以及浅筋膜。

手术配合：递10号手术刀切开皮肤，电刀切开皮下组织以及浅筋膜，暴露腹外斜肌腱膜，电凝止血。

手术步骤4：充分游离出精索（男性患者），清晰暴露腹横筋膜及内环结构，精细解剖及探查整个腹股沟区。

手术配合：递中弯止血钳钳夹，组织剪分离，电凝或2-0丝线结扎止血。

手术步骤5：放入补片。

手术配合：递6×14圆针、3-0丝线间断缝合数针固定，以防止补片移位。

手术步骤6：缝合切口。

手术配合：递7×17圆针、2-0丝线间断缝合皮下组织、腹外斜肌腱膜；递9×28三角针、3-0丝线间断缝合皮肤。缝合完成后，消毒伤口，清点、整理手术用具。

三、无张力疝修补手术专科手术护理

（一）护理评估

①评估患者年龄及配合程度。②评估患者采用的麻醉方式。③评估患者术前呼吸系统、循环系统功能。

（二）常见护理诊断/问题

（1）语言沟通障碍：与年龄、听力有关。

（2）有上呼吸道感染、伤口裂开的危险：与手术后卧床、高龄有关。

（三）护理措施

1. 积极沟通，主动配合

腹股沟疝多发生于老人，因其知识缺乏、语言和听力障碍原因，在沟通上需要应用普通话，如果懂方言，可以使用方言沟通。

2. 注意保暖，预防感冒

手术中注意采用多种方式保暖，防止术后因感冒咳嗽导致腹内压增高，影响伤口愈合。

3. 术中密切观察生命体征变化

老年手术患者多伴有循环系统、呼吸系统等慢性疾病，由于手术创伤的刺激，手术中可能会出现意想不到的状况，因此巡回护士应严密观察生命体征变化。

第五章　心血管外科手术护理

第一节　概述

一、心的相关解剖

（一）心的位置与外形

心的外形类似倒置的、前后稍扁的圆锥体，大小似本人拳头。可分为一尖、一底、两面、三缘。一尖：指心尖，由左心室构成，朝向左前下方，位于左侧第5肋间隙，锁骨中线内侧1～2 cm处。一底：指心底，由左心房和小部分右心房构成。两面：指胸肋面和膈面。三缘：心右缘、心左缘和心下缘。人的心一般为锥体形，位于胸腔的中纵隔内，后方与第5～8胸椎相对。

（二）心腔

心有四个腔，即右心房、右心室、左心房和左心室。左心房、右心房以房间隔为界，左心室、右心室以室间隔为界。左、右心房之间，左、右心室之间均不相通。但左心房和左心室之间、右心房和右心室之间，均借房室口相交通。

1. **右心房**

右心房是心腔中最右侧的部分，右心房有向左前方突出的部分，称为右心耳。在房间隔右侧面的中下部，有一卵圆形浅窝，称为卵圆窝，此处薄弱，为胎儿时期的卵圆孔闭合后的遗迹，先天性房间隔缺损多发生在此处。右心房有三个入口和一个出口：入口是上腔静脉口、下腔静脉口和冠状窦口，冠状窦口位于下腔静脉口与右房室口之间；出口是右房室口。

2. **右心室**

右心室在右心房的前下方。右心室的入口即右房室口，在口的周缘附有三片呈三角形的瓣膜，称为三尖瓣。瓣的边缘有许多腱索向下连到室壁上的乳头肌。当心室收缩时，由于血流的推动，三尖瓣互相对合，封闭房室口，又由于乳头肌的收缩、腱索的牵拉，三片瓣膜恰好对紧而不致翻向心房，从而可防止血液逆流入右心房。右心室腔向左上方伸延的部分，形似倒置的漏斗，称为动脉圆锥。动脉圆锥的上端即右心室的出口，称为肺动脉口。在口的周缘附有三片呈半月形的瓣膜，称为肺动脉瓣。当心室收缩时，血流冲开肺动脉瓣进入肺动脉干中，而心室舒张时，瓣膜关闭，防止血液逆流入右心室。

3. **左心房**

左心房是四个心腔中最靠后的一个心腔，在右心室的左后上方，其后与食管和胸主动脉毗邻。在左心房后壁的两侧，各有一对肺静脉开口，为左右肺静脉的入口；左心房窦的前下部有左房室口，通向左心室。左心房前部向前突出于肺动脉，其左侧的部分叫左心耳。左心室有出入两口：入口即左心房出口，周缘附有左房室瓣（二尖瓣），按位置称前瓣、后瓣，它们亦有腱索分别与前、后乳头肌相连；出口为主动脉口，位于左房室口的右前上方，周缘附有半月形的主动脉瓣。

4. 左心室

左心室位于右心室的左后方，室腔呈圆锥形。左心室的入口为左房室口，口的周缘附有两片瓣膜，称为二尖瓣，二尖瓣的边缘也有许多腱索连到室壁上的乳头肌。左心室的出口称为主动脉口，口的周缘附有三片呈半月形的瓣膜，称为主动脉瓣。当心室收缩时，血流冲击二尖瓣，关闭左房室口，同时血流冲开主动脉瓣经主动脉口进入主动脉。心室舒张时，主动脉瓣关闭，防止血液逆流入左心室。左心室还与主动脉连通。

（三）心的构造

1. 心脏纤维支架

心脏纤维支架又称心纤维骨骼，位于房室口、肺动脉口和主动脉口的周围，由致密结缔组织构成。心脏纤维支架质地坚韧而富有弹性，为心肌纤维和心瓣膜提供附着处，在心肌运动中起支持和稳定作用。人的心脏纤维支架随着年龄的增长可发生不同程度的钙化，甚至骨化。心脏纤维支架包括左、右纤维三角，四个瓣纤维环（肺动脉瓣环、主动脉瓣环、二尖瓣瓣环和三尖瓣瓣环），圆锥韧带，室间隔膜部和瓣膜间隔等。

2. 心壁

心壁由心内膜、心肌层和心外膜组成，它们分别与血管的三层膜相对应。心外膜被覆于心肌的表面，是极薄的一层膜（浆膜）。心内膜是血管内膜的延续，衬于心肌内面。在房室口处的皱褶处形成二尖瓣和三尖瓣，在主动脉和肺动脉口皱褶处形成主动脉瓣和肺动脉瓣。夹在心外膜和心内膜中间的是心肌层，是构成心壁的主要部分。

3. 房间隔与室间隔

房间隔位于左、右心房之间，由两层心内膜夹少量心肌和结缔组织构成，厚 1 ~ 4 mm；卵圆窝处最薄，厚约 1 mm。室间隔位于左、右心室之间，室间隔中部明显凸向右心室，凹向左心室。室间隔分为肌部和膜部，且室间隔大部分为肌部：肌部由肌组织覆盖心内膜而成；膜部的上界为主动脉右瓣和后瓣下缘，前界和下界为室间隔肌部，后界为右心房壁，膜部被三尖瓣隔侧尖附着缘分为房室部和室间部。

（四）心传导系统

心传导系统由特殊的心肌细胞组成，具有产生和传导兴奋的功能，它是心自动节律性的基础。其包括：窦房结，结间束，房室交界区，房室束，左、右束支及浦肯野纤维网。

1. 窦房结

窦房结位于心外膜深面，主要有起搏细胞及过渡细胞，此处起搏细胞冲动发放频率最高，是整个心肌活动的起步点。

2. 结间束

结间束有三条传导途径，称前结间束、中结间束和后结间束。三条结间束中以前结间束最短，故在正常情况下，冲动易于先通过此束传导。

3. 房室交界区

房室交界区位于房间隔右侧壁的后下方。其上端与三条结间束相连，下端延续至房室束。房室交界区为房室间正常传导的唯一通路。房室交界区包括房室束近侧部、房室结、房室结的心房扩展部。许多心律失常的发生与房室交界区的传导功能异常有密切关系。

4. 房室束

房室束始于房室交界区的房室结，向下延续至室间隔内，在室间隔的腹部开始分为左、右束支。

5. 左、右束支

房室束在室间隔上部分成左、右两支。左束支下行至室间隔上、中1/3交界处，分成三组纤维，分别称为前组、后组、间隔组。右束支较左束支细小，沿室间隔右侧面走行，分布至整个右心室。

6. 浦肯野纤维网

左、右束支的分支在心内膜下分成无数呈网状的传导纤维，即浦肯野纤维。其末端与普通心肌纤维相连接。

（五）心的血管

1. 心的动脉

心的动脉是发自升主动脉的一对冠状动脉，心的静脉血大部分由冠状窦回流入右心房，小部分直接进入右心房。供应心的动脉是左、右冠状动脉，约半数人还有一支细小的副冠状动脉，起自主动脉右窦，供应动脉圆锥。左、右冠状动脉存在许多吻合，但吻合支细小。因此，当一主支发生急性梗死时，侧副循环不能形成，导致心肌缺血坏死。右冠状动脉起自主动脉右窦（前窦），由右心耳与肺动脉干之间进入冠状沟，绕至心的后面房室交点处分为两个终支，即后室间支和右旋支；左冠状动脉起自主动脉左窦（左后窦），由左心耳与肺动脉干之间入冠状沟，然后分为前室间支和左旋支。

2. 心的静脉

心的静脉包括冠状窦及其属支、心前静脉和心最小静脉等，主要注入右心房。各静脉之间存在丰富的吻合，特别是心尖部。心脏舒张时，静脉血液注入心腔；心脏收缩时，心腔内压力升高，静脉血液注入心腔较少。

（六）心的神经

心的神经包括交感神经、副交感神经和感觉神经。近年研究证实，心内有降钙素基因相关肽、神经降压素和P物质等多种肽能神经纤维，可能参与对心各种复杂功能的调节。

（七）心包

心包是包裹心和出入心的大血管根部的圆锥形纤维浆膜囊，分内、外两层，外层为纤维心包，内层是浆膜心包。

1. 纤维心包

纤维心包由坚韧的纤维性结缔组织构成，上方包裹出入心的升主动脉、肺动脉干、上腔静脉和肺静脉的根部，并与这些大血管的外膜相延续。

2. 浆膜心包

浆膜心包位于心包囊的内层，又分脏、壁两层。壁层衬贴于纤维性心包的内面，与纤维心包紧密相贴。脏层包于心肌的表面，称心外膜。脏、壁两层在出入心的大血管根部互相移行，两层之间的潜在腔隙称心包腔，内含少量浆液，起润滑作用。

二、心血管手术特殊用物

（一）器械与仪器

心血管手术所需的器械与仪器包括常规心外器械、胸骨锯、除颤器、体外循环机、温控水箱、ACT 测定仪、血气分析仪等。

（二）手术缝线

1. 可吸收缝线

1-0、2-0、4-0 可吸收缝线应用于肌肉和皮肤的缝合。

2. 不可吸收缝线

3-0、4-0、5-0、6-0、7-0、8-0 Prolene 线（滑线），2-0、3-0、4-0 编织线，2-0、3-0、4-0 无损伤涤纶缝线用于心脏血管的缝合、修补及结扎。

3. 钢丝缝线

（1）临时心脏起搏导线

圆针端缝于心肌内，使导线端连接心肌，剪去缝线；直针自胸壁穿出后于刻痕处折断，连接心脏起搏器。

（2）胸骨缝针

胸骨缝针应用于胸骨固定。

（三）心脏与血管修复人造代用品

补片、人工血管、带瓣管道、人工心脏瓣膜、人造瓣环等。

第二节　体外循环建立与终止护理

体外循环是利用人工心肺机将患者体内的静脉血经管道（上、下腔静脉管）引出或抽吸到体外（左、右心吸引），经氧合后使静脉血转变为动脉血（氧合器—肺），经导管将其输入动脉系统内（动脉泵），完成血液循环的方法。这种循环的特点是患者的血液不经过心和肺，而在体外进行气体交换和循环。

一、体外循环建立手术配合

手术步骤 1：确认手术切口。

手术配合：胸骨正中切口。

手术步骤 2：术野皮肤消毒。

手术配合：递1%活力碘消毒皮肤3次，消毒范围上至锁骨及肩上，下至脐水平，两侧过腋中线。

手术步骤3：自胸骨切迹至剑突下片3～5 cm切口。

手术配合：递有齿镊、23号手术刀切开皮肤及皮下组织，电刀止血。

手术步骤4：剥离胸骨甲状肌的胸骨附着处及胸骨后的结缔组织。

手术配合：递小直角钳分离锁骨间韧带与胸膜，可可钳夹持剑突，电刀切除剑突。

手术步骤5：纵向锯开胸骨。

手术配合：递胸骨锯锯开胸骨，递骨蜡涂在骨髓腔，递圆电凝刀头止血。

手术步骤6：切开心包。

手术配合：递体外胸钩撑开，递血管镊、组织剪分离心包表面的疏松组织、胸腺及主动脉心包折返处。

手术步骤7：心脏探查。探查主动脉、肺动脉、左右心房、左右心室、上下腔静脉和肺静脉的大小、张力及是否有震颤。

手术配合：递血管镊、组织剪剪开心包至心包折返处，用圆针穿丝线悬吊心包2～3针，胸壁用圆针刺穿后用丝线引出悬吊线（成人用7×17圆针、2-0丝线；小儿用6×14圆针、3-0丝线或3-0、4-0无损伤涤纶缝线）。

手术步骤8：体内肝素化。

手术配合：肝素3 mg/kg静脉注射，5分钟后测ACT值，ACT高于480秒可开始体外循环。

手术步骤9：递管。

手术配合：递组织钳将体外循环管、停跳液管、心内吸引管、左心房引流管排水并妥善固定。

手术步骤10：升主动脉插管荷包缝合（双层）。

手术配合：成人用2-0无损伤涤纶缝线；小儿用3-0无损伤涤纶缝线。递小束管及过线钩将缝线通过束管供收紧用，2把蚊式血管钳固定荷包线。

手术步骤11：停跳液插管。

手术配合：成人用3-0无损伤涤纶缝线；小儿用3-0或4-0无损伤涤纶缝线。递小束管及过线钩将缝线通过束管供收紧用，2把蚊式钳固定。

手术步骤12：主动脉插管。

手术配合：递11号尖刀、显影纱布、主动脉管，在荷包缝合部位内截一小口，插入主动脉管，束紧束管，后递束带将主动脉管、束管一起绑扎，排气后连接体外循环机管道。

手术步骤13：上腔静脉插管。

手术配合：递心耳钳钳夹右心耳，递组织剪剪开，上腔静脉插管经切口插入，递0号丝线固定，排气后连接体外循环机管道。

手术步骤14：下腔静脉插管。

手术配合：递血管镊、组织剪在右房壁剪开一小口，下腔静脉插管经切口插入。

手术步骤15：开机建立体外循环。

手术配合：管道排气（动脉系统排气要充分），ACT 值达到 480 秒后开始转机、降温，浅低温 32 ~ 35℃，中低温 26 ~ 31℃，深低温 20 ~ 25℃，超深低温 15 ~ 20℃。

手术步骤 16：左心房管插管。

手术配合：递 3-0 无损伤涤纶缝线荷包缝合，递左心房束管及过线钩将缝线通过束管，递 11 号尖刀切开，插入左心房束管，收紧荷包，蚊式血管钳固定。

手术步骤 17：腔静脉套带。

手术配合：递血管镊、组织剪剪开上腔静脉与肺静脉隐窝处心包膜折返，游离上腔静脉，递胆囊钳带润滑阻断带穿过，将阻断带拉出，递大束管及过线钩将阻断带通过束管，中弯血管钳固定；递血管镊、组织剪剪开右肺下静脉与下腔静脉隐窝处的鞘膜，递胆囊钳带润滑阻断带穿过，将阻断带拉出，递大束管及过线钩将阻断带通过束管，中弯血管钳固定。

手术步骤 18：插主动脉灌注针。

手术配合：递停跳液插针，收紧荷包并递 0 号丝线固定插针及小束管，排水后连接停跳液管灌注。

手术步骤 19：降温、阻断。

手术配合：先阻断上腔静脉，再阻断下腔静脉，递主动脉阻断钳阻断主动脉，向心脏灌注停跳液。备好冰屑、冰水，保护心肌。

二、体外循环终止手术配合

手术步骤 1：复温。

手术配合：相继开放下腔静脉、上腔静脉束管，协助手术医生进行心内主要操作。

手术步骤 2：排气。

手术配合：心脏切口缝合完后，递心尖插针排气，或拔掉灌注针，通过主动脉壁上的针孔排气。开放升主动脉阻断钳后，心脏多能主动复跳，若心脏不能复跳，递心内除颤器电击复跳。

手术步骤 3：开放主动脉。

手术配合：松开主动脉阻断钳，保证左心引流通畅。

手术步骤 4：电除颤。

手术配合：心脏多能自动复跳，如不复跳，可进行电除颤，一般用直流电 200 ~ 300 J。

手术步骤 5：辅助循环。

手术配合：使完全体外循环转变为并行循环，以辅助心脏搏动，降低心脏负担。

手术步骤 6：停止体外循环。

手术配合：停机条件为体温达 36℃；平均动脉压 8.00 ~ 10.66 kPa（60 ~ 80 mmHg）；术野无重要出血；血气分析报告正常；血离子正常；无严重心律失常。拔出上腔、下腔静脉插管，递 4-0 Prolene 线缝扎。

手术步骤 7：中和肝素，血压稳定后拔主动脉插管。

手术配合：按 1 : 1 给予鱼精蛋白中和体内肝素。拔出主动脉插管，递 2-0 或 3-0 无损伤涤纶缝线缝扎止血。

手术步骤 8：心包止血及缝合。

手术配合：递圆电凝刀头于心包边缘止血，递 3-0 无损伤涤纶缝线连续或间断缝合心包。

手术步骤 9：放置纵隔及心包引流管或胸腔引流管（胸膜破时）。

手术配合：递 11 号尖刀在胸壁上切小口，中弯血管钳引出引流管，递 6×17 三角针、2-0 丝线固定引流管。

手术步骤 10：缝合胸骨。

手术配合：递 10×24 圆针、0 号丝线或 1-0 可吸收缝线缝合胸骨上窝，递钢丝（成人用直径 0.8 mm，小儿用直径 0.6 mm，长约 20 cm）或带针钢丝穿绕左右胸骨片，递圆电凝刀头、骨蜡进行胸骨边缘止血，检查钢丝眼有无渗血，递 10×24 圆针、0 号丝线缝扎止血。整理好器械、显影纱布，清点器械。扭结钢丝关闭胸骨，剪去多余部分并处理残端。

手术步骤 11：缝合皮下组织及皮肤。

手术配合：再次清点器械，递 1-0 可吸收缝线缝合肌层和皮下组织，4-0 可吸收缝线缝合皮内。

手术步骤 12：覆盖伤口。

手术配合：递敷贴覆盖伤口，连接引流瓶。

三、体外循环手术护理措施

（一）做好充分的术前准备

备气管切开包及急救全套物品，保证两条通畅的负压吸引管道，以便紧急救治。手术床处于功能状态，床单位齐全，仪器设备正常（中心吊塔、高频电刀、负压吸引、电源等），器械、敷料齐全，各类型缝合针线、一次性物品（外包装无破损且处于有效期内）备齐，水温毯、高频电刀、胸骨锯、除颤器、血气分析仪、中心吸引器均处于功能状态。电刀负极板完好，约束带、压疮贴、啫喱垫准备合适。术中需使用的各种药物准备齐全。

（二）肝素化与鱼精蛋白的对抗

体外循环转流心内插管前先经右心耳或大静脉注入肝素，常用量为 4 mg/kg，及时测定 ACT，要求 ACT 值达 480 秒。转流中及转流终止时复测 ACT。停止转流后用鱼精蛋白对抗肝素，用量与肝素剂量之比为 1：1 即可。鱼精蛋白是静脉扩张药，经主动脉或大静脉注入时均应缓慢（3～5 分钟），否则易导致血压下降，给药前应注意补充血容量。

（三）通道管理

建立两条外周静脉通道，穿刺中心静脉置三腔管，监测中心静脉压，连接静脉输注泵用药；协助麻醉师穿刺动脉并置管，建立有创血压监测，方便随时取血进行生化检查；保持管道通畅，保障术中输液、输血、给药、监测动脉血压、监测中心静脉压、测量血气指标的需要。

（四）引流护理

根据患者年龄、病史备硅胶引流管 2 根，精密型便携式手动负压引流瓶 2 套。引流管置于心包腔和纵隔，固定好引流管，连接引流瓶。完成连接后，用手挤压手柄，被引流的气、液即可经引流管进入手柄内，继而引流至计量存储器内。钳闭引流管，挤压手柄，如手柄回弹，引流瓶不得使用。引流管不可受压、折曲、阻塞、漏气。当引流不畅时，应及时挤压手柄，使引流顺畅。根据手柄的回弹程度可判断气体引流是否彻底，挤压手柄不断回弹说明气体较多，一旦回弹停止，手柄处于凹陷负压状态，即可证明气体引流彻底，可继续引流液体。引流瓶具有防反流功能，移动患者时无须钳闭引流管。

（五）保持术中体温稳定

采用鼻温或（和）肛温探头持续监测体温，适时调节环境温度，正确使用液体加温器和体表升温器，建议液体加温器温度设置为35℃，水温毯水温设置不高于39℃，鼓风加热毯温度设置为37℃，保持患者手术中体温的稳定，避免发生体温过低或高热。

（六）尿量观察

导尿时选择合适型号的尿管，仔细操作。分别记录手术切开皮肤、体外循环开始、终止体外循环、患者离开手术室时的尿量，并观察尿液的颜色和性质。

第三节　心包手术护理

一、心包切除术手术配合

手术步骤1：确定手术切口。

手术配合：胸骨正中切口。

手术步骤2：术野皮肤消毒。

手术配合：递1%活力碘消毒皮肤3次。消毒范围：上至锁骨及肩上，下至脐水平，两侧过腋中线。

手术步骤3：打开胸腔。

手术配合：递23号手术刀切开皮肤，电刀切开皮下及各层肌肉、胸膜，电凝止血。

手术步骤4：探查心包。

手术配合：递11号手术刀、长血管镊在左膈神经前纵行切开心包。

手术步骤5：剥离心包。

手术配合：剥离顺序为左心室→右心室流出道→向整个右心室扩展→两侧应剥至膈面。在左心室前侧心包上做两个牵引线，在牵引线间"十"字形切开增厚的心包，直达心肌，锐性分离心包与心脏间的粘连，疏松的粘连可钝性剥离。

手术步骤6：切除心包。

手术配合：完成全部剥离计划之后，才可逐一切除所剥离的心包片，边切除心包，边用电凝止血。

手术步骤7：关胸、置引流管。

手术配合：常规关胸，在前纵隔置引流管，从切口下端引出。

二、心包手术专科护理措施

（一）护理评估

①评估患者生命体征、双侧肺功能。②评估患者的血氧饱和度及血氧分压。③评估患者病史与临床表现。④评估中心供氧、中心负压吸引装置及急救物品。⑤预评估手术失血量及备血情况。

（二）常见护理诊断/问题

（1）气体交换受损：与手术操作影响肺组织有效换气面积有关。

（2）有窒息的危险：与麻醉、手术创伤气管有关。

（3）有大出血的危险：与手术意外损伤胸壁、周围血管有关。

（4）有心搏骤停的危险：与大出血压迫心脏有关。

（5）低效性呼吸型态：与手术创伤、疼痛有关。

（三）护理措施

（1）备体位循环及急救全套物品，保证2条通畅的负压吸引管道，以便紧急救治。

（2）胸腔镜微创手术时常规备开胸手术器械，便于发生突发情况时紧急开胸。

（3）建立良好的外周静脉通路1~2条，严格管理静脉通路。

（4）术中严密观察患者的病情变化、手术进程，结合患者病情变化准确执行医嘱。术中发生大出血时，进行快速输液、输血等抢救工作，维持手术患者组织灌注充分。及时精准记录输入量，保持术中循环稳定，避免引起体液过多或体液不足。

（5）心包剥离时，准备充足的显影纱布，边止血边分离。心包剥离中，准备止血物品（护固莱士、止血纱布等），大面积渗血时，及时处理。

（6）手术中密切关注患者心率变化，心动过缓或多发室性期前收缩时，通知医生停止操作。

（7）引流护理：根据患者年龄及病史备硅胶引流管1根，精密型便携式手动负压引流瓶1套。引流管置于心包腔，固定好引流管，连接引流瓶。完成连接后，用手挤压手柄，被引流的气、液即可经引流管进入手柄内，继而引流至计量存储器内。钳闭引流管，挤压手柄，如手柄回弹，引流瓶不得使用。引流管不可受压、折曲、阻塞、漏气。当引流不畅时，应及时挤压手柄，使引流顺畅。根据手柄的回弹程度可判断气体引流是否彻底，挤压手柄不断回弹说明气体较多，一旦回弹停止，手柄处于凹陷负压状态，即可证明气体引流彻底，可继续引流液体。引流瓶具有防反流功能，移动患者时无须钳闭引流管。

（8）严密观察患者病情及生命体征变化，监测血氧饱和度。

（9）预防潜在并发症：心包部分切除患者，术前应详细了解患者感染菌种情况（结核或化脓性感染），针对不同的感染原因，巡回护士遵医嘱对术中、术后感染进行不同处理。

第四节　先天性心脏病手术护理

先天性心脏病是胎儿时期心脏血管发育异常所致的心血管畸形，是小儿最常见的心脏病。其发病率约占出生婴儿的 0.8%。常见的先天性心脏病手术有动脉导管未闭术、房间隔缺损修复术、室间隔缺损修复术、三房心矫治术、肺动脉瓣狭窄矫治术、法洛四联症矫治术、心室双出口矫治术、右心室双腔心矫治术、完全性肺静脉畸形引流术、大动脉调转术等。

一、肺动脉瓣狭窄矫治术手术配合

手术步骤 1：胸骨正中切口，建立体外循环。

手术配合：同体外循环建立手术配合。

手术步骤 2：心脏切口。

手术配合：递 11 号手术刀、心脏镊在肺动脉瓣稍上方做一长 1.5 ~ 2.5 cm 的纵向切口。

手术步骤 3：切开肺动脉瓣交界。

手术配合：递 4-0 涤纶线单针缝肺动脉壁切口做牵引线，检查瓣膜形态及瓣口大小，用心脏镊轻轻提起瓣叶，用 11 号手术刀沿融合瓣叶交界嵴切开至瓣膜基部。

手术步骤 4：疏通右心室流出道。

手术配合：递适当型号的探子探测右心室流出道，递 3-0 涤纶线缝合做牵引线，11 号手术刀切除肥厚的隔束、壁束及肥厚的室上嵴和漏斗部前壁。递心脏镊疏通右心室流出道。

手术步骤 5：缝合右心房，恢复冠状动脉循环。

手术配合：用 4-0 Prolene 线带垫片连续缝合右心房，将手术床置于头低位，开放上、下腔静脉和主动脉，待心脏自动复跳或除颤复跳。体外循环辅助灌注时间为阻断主动脉时间的 1/3，各项监测指标正常即可停机。

手术步骤 6：关闭胸腔。

手术配合：同体外循环终止手术配合。

二、三房心矫治术手术配合

三房心指左心房被异常纤维肌性隔膜或间隔分成两部分，为一种少见的先天性心血管畸形。典型三房心一般是指左型三房心，左心房被分隔后形成"近侧"和"远侧"两个心房。远侧心房（或称真性左心房）含有左心耳和二尖瓣；近侧心房（或称副房）与肺静脉相连，血液经隔膜孔排入真性左心房。

手术步骤 1：按常规建立体外循环。

手术配合：同体外循环建立手术配合。

手术步骤 2：选择心脏切口。

手术配合：①单纯三房心，递 11 号手术刀、心脏镊、长弯血管钳进行钳夹、剥离、分离，显露右肺静脉前内方切开左心房壁，递心脏拉钩显露左心房。②三房心合并房间隔缺损，递 11 号手术刀、心脏镊切开右心房壁，递心脏拉钩显露右心房。

手术步骤 3：显露并剪除房腔内异常隔膜。

手术配合：递心脏镊、静脉拉钩或心房拉钩显露异常隔膜，递组织剪经隔膜孔剪开异常隔膜，于房壁和房间隔的异常隔膜处完整切除。

手术步骤 4：修补房间隔缺损。

手术配合：带垫片连续或间断缝合缺损，缺损大者取自体心包片修补。

手术步骤 5：缝合心房切口

手术配合：递 4-0 Prolene 线连续缝合心房切口。

手术步骤 6：恢复冠状动脉循环、停机。

手术配合：开放升主动脉阻断钳，恢复冠状动脉循环，心脏自动复跳。若复跳困难，则递心内除颤器电击复跳，松开上、下腔静脉阻断带。辅助循环时间足够，各项监测指标正常，则可停机。

手术步骤 7：关闭胸腔。

手术配合：同体外循环终止手术配合。

三、法洛四联症矫治术手术配合

法洛四联症是右心室漏斗部或圆锥发育不全所致的一种具有特征性肺动脉狭窄和室间隔缺损的心脏畸形，包括肺动脉狭窄、室间隔缺损、主动脉骑跨和右心室肥厚。

手术步骤 1：按常规建立体外循环。

手术配合：同体外循环建立手术配合。

手术步骤 2：心脏切口，心内探查。

手术配合：递 11 号手术刀、心脏镊做右心室流出道纵向切口，组织剪扩大切口，递 3-0 无损伤涤纶缝线缝 2 针切口做牵引线，蚊式血管钳固定。递心脏小拉钩充分显露，递小直角钳探查室间隔缺损部位及大小。

手术步骤 3：疏通右心室流出道。

手术配合：递探子由小到大进行测试。若肺动脉瓣叶增厚或粘连，可递 3-0 涤纶线缝做牵引线，11 号手术刀整块切除肥厚的隔束、壁束、肌肉及室上嵴两端。

手术步骤 4：修补室间隔缺损。

手术配合：递三尖瓣拉钩及静脉拉钩充分显露室间隔缺损，将涤纶片剪成与缺损大小相似的形状，递 4-0 Prolene 线带垫片连续缝合，危险区用 3-0 涤纶线双头针带垫片加固缝合。

手术步骤 5：右心室流出道补片加宽。

手术配合：多采用自体心包片，用组织剪剪合适大小的心包片。递 4-0 Prolene 线连续缝合补片。加宽右心室流出道，若肺动脉干细小（小于正常值的 2/3），则补片应跨过肺动脉瓣环，加宽肺动脉。

手术步骤 6：按常规恢复冠状动脉循环、停机。

手术配合：同体外循环终止手术配合。

手术步骤 7：测定左、右心室的压力。

手术配合：用测压针连接测压管，先插入右心室测压，再通过室间隔进入右心室测压。

手术步骤 8：关闭胸腔。

手术配合：同体外循环终止手术配合。

四、非体外循环微创房间隔缺损封堵术手术配合

手术步骤 1：确定手术切口。

手术配合：取右侧第 4 肋间胸骨旁横切口，长 2 ~ 3 cm。

手术步骤 2：术野皮肤消毒。

手术配合：递 1% 活力碘消毒皮肤 3 次。消毒范围上至锁骨及肩上，下至脐水平，两侧过腋中线。

手术步骤 3：逐层切开进胸，压迫右肺暴露手术野。

手术配合：递 23 号手术刀、心脏镊、电刀逐层切开，递撑开器、显影纱布止血。

手术步骤 4：切开心包，悬吊固定。

手术配合：递电刀、长动脉镊切开心包，递长持针器持夹 3-0 无损伤涤纶缝线缝合悬吊心包。

手术步骤 5：经食管超声检查缺损大小，选择合适的封堵器。

手术配合：传递封堵器。

手术步骤 6：在右心房壁上缝双荷包线。

手术配合：递 4-0 Prolene 线缝荷包，侧壁钳钳夹荷包周围心包壁。

手术步骤 7：切开心包，放入推送套管，收紧荷包线。

手术配合：递 11 号手术刀切开心包，将推送套管送入右心房。

手术步骤 8：在超声引导下将推送套管经房间隔缺损送入左心房释放左心房侧封堵伞。

手术配合：与巡回护士密切观察手术进程，预防突发情况，封堵成功后及时取回显影纱布，并及时进行清点。

手术步骤 9：膨肺、关胸。

手术配合：递 10×28 圆针、1 号线缝合切口上下端肋骨，关胸，再次清点器械，递 1-0 可吸收线缝合肌层和皮下组织，4-0 可吸收线皮内缝合。

五、先天性心脏病手术专科护理

（一）护理评估

①评估患儿的生理发育情况，如出生时情况、身高、体重、行为活动、反应、是否合并其他畸形等。②评估患儿的病史、皮肤状况，如是否有发绀、呼吸急促、咳嗽、流涕等。③评估患儿的营养状况及血管条件，为手术中体位的摆放及动静脉穿刺做好准备。④评估患儿的配合情况及家属对手术和麻醉的认知程度。⑤评估术前准备情况，如输血准备、患儿窒息急救准备、手术物品准备、保暖措施等。

（二）常见护理诊断／问题

（1）营养失调：低于机体需要量，与疾病导致的心功能不全有关。

（2）体温调节无效：与患儿体温调节中枢发育不全有关。

（3）语言沟通障碍：与患儿年龄、环境改变、无亲人陪伴有关。

（4）穿刺困难：与患儿血管条件差有关。

（5）有受伤的危险：与患儿年龄、行为紊乱有关。

（6）有心力衰竭的危险：与患儿心功能不全有关。

（7）有感染的危险：与延迟关闭胸腔（手术后48～72小时）有关。

（三）护理措施

1.做好充分的术前准备及术中管理

保持手术床处于功能状态，床单位齐全。仪器设备正常（中心吊塔、高频电刀、负压吸引、电源等），小儿手术器械包、小儿显微手术器械、各型号Prolene线、一次性物品（外包装无破损且处于有效期内）、水温毯、高频电刀、胸骨锯、除颤器、血气分析仪、中心吸引器均处于备用状态，电刀负极板完好。约束带、压疮贴、啫喱垫准备合适，特殊缝合针线、术中需使用的各项药物准备齐全，麻醉前应将吸引器准备好，调节好吸力大小后随时备用。在全身麻醉实施时应守候在患儿身边，确保麻醉安全顺利实施。心脏病手术患儿容易缺氧，尽量让患儿早入手术间，避免患儿哭闹，发生意外情况。重症畸形患儿，在送往手术室的途中，必须有专科医生护送，保障患儿安全。患儿体重轻，术中静脉输液的安全管理非常重要。在静脉穿刺成功初期，麻醉诱导期易放开滴速，造成输液速度过快，加重循环负荷，诱发肺水肿、心力衰竭。因此，巡回护士应加强患儿围术期输液管理，严格按照患儿体重及出入量来计算液体输入量，尽量使用微量泵控制液体输入量。

2.皮肤护理

由于婴幼儿皮肤娇嫩，皮下脂肪少，故操作要轻柔，勿拖、拉、拽，床单位应平整，垫枕平整，软硬适当，贴压疮贴、衬垫等。术后检查患儿全身皮肤情况，尤其注意观察负极板粘贴处和受压处皮肤完整性，出现皮肤压红、水疱等现象，立即进行压疮护理。

3.体位护理

于手术床上置变温毯。患儿平卧，胸廓垫高5～10 cm，双上肢屈肘上举，自然置于头边。保护易受压处（肩峰、枕部、背部、肘部、骶尾部）皮肤。

4.延迟关闭胸腔护理

需要延迟关闭胸腔（手术后48～72小时）时，立即准备好胸腔填塞物（必须是显影的脱脂棉纱布），清点手术物品，记录填塞纱布数目、规格，准确填写护理记录单，双层手术贴膜覆盖胸壁开放伤口处。手术完毕，检查静脉通路、导尿管、各种引流管是否维持通畅，保证固定牢固，连接正确。用专用管道标签做好各种引流管的标记。

第五节　心脏瓣膜手术护理

心脏瓣膜疾病引起房室瓣关闭不全或同时合并狭窄，导致心功能不全，往往是瓣叶、腱索、乳头肌和瓣环等心脏多部位结构受累所致。目前治疗方法包括瓣膜成形、人工机械瓣膜置换、生物瓣膜置换等。随着心脏外科技术的发展，瓣膜成形术已经成为治疗心脏瓣膜疾病的主要手段之一。

正常人心脏有四个瓣膜，分别为左心系统的二尖瓣和主动脉瓣、右心系统的三尖瓣和肺动脉瓣。这些瓣膜起保持血流的单向流动且不反流的单向阀门作用。常见的心脏瓣膜手术有二尖瓣成形术及二尖瓣置换术、主动脉瓣成形术及主动脉瓣置换术、三尖瓣成形术及三尖瓣置换术、双瓣置换术。

一、人工二尖瓣置换术手术配合

手术适应证：①二尖瓣病变严重。②二尖瓣狭窄合并关闭不全者。③闭式扩张术后再狭窄者。④二尖瓣成形术失败者。

手术步骤1：常规开胸，建立体外循环，插左心房管。

手术配合：同体外循环建立手术配合。

手术步骤2：经右心房、房间隔进入左心房。

手术配合：递组织剪剪开右心房、心脏拉钩牵开右心房壁，递尖刀片切开房间隔，进入左心房，递心脏拉钩充分显露切口。

手术步骤3：探查左心房及二尖瓣。

手术配合：如有血栓，应清除血栓，递大量生理盐水冲洗左心房。

手术步骤4：切除瓣膜，测试瓣膜直径。

手术配合：递11号手术刀切开，长组织剪沿瓣环剪除瓣膜，并妥善保留标本。递测瓣器测量瓣环直径。

手术步骤5：缝合瓣膜。

手术配合：递持瓣钳夹持人工瓣膜，长动脉钳、长持针夹2-0双头针编织线（21 mm，绿白两种颜色交替）连续缝合。

手术步骤6：连续缝合房间隔切口。

手术配合：递2-0无损伤涤纶线连续缝合房间隔切口。

手术步骤7：缝合右心房切口。切口缝合完成后冲洗血污，检查伤口缝合情况。

手术配合：递5-0 Prolene线连续缝合。

手术步骤8：常规复跳、拔管、关胸。

手术配合：同体外循环终止手术配合。

二、二尖脉及主动脉瓣置换术手术配合

手术适应证：①二尖瓣及主动脉瓣为风湿性改变，瓣膜病变多为狭窄合并关闭不全，常有纤维化形成，甚至钙化，不适合做瓣膜成形手术。②感染性心内膜炎时，主动脉瓣和二尖瓣受累严重，出现严重的心功能障碍。③风湿性主动脉瓣病变合并二尖瓣病变，如二尖瓣脱垂伴腱索断裂等。

手术步骤1：常规建立体外循环。

手术配合：同体外循环建立手术配合。

手术步骤2：施行二尖瓣置换术。

手术配合：同二尖瓣置换术。

手术步骤3：灌注心肌保护液。

手术配合：递11号手术刀切开右心房壁，使灌注液引到循环液中，将适量的冰屑放在心脏周围，快速降低心脏表面温度。

手术步骤4：切开主动脉根部，探查主动脉瓣。

手术配合：递无损伤镊子夹住主动脉壁，血管拉钩牵开主动脉切口。

手术步骤5：剪除病变主动脉瓣，测量瓣环大小。

手术配合：递瓣膜镊夹持，组织剪剪除病变瓣膜，递吸引器吸尽左心室内液体，递测瓣器（从小到大顺序）测量瓣环大小，确定人工瓣膜型号。

手术步骤6：置换主动脉瓣。

手术配合：选择合适型号的人工瓣膜，递2-0双头针编织线带垫片间断缝合，线尾端用纹式血管钳夹住牵引，缝合完毕，逐步打结。

手术步骤7：缝合心脏切口。

手术配合：递5-0 Prolene线连续双层缝合主动脉切口，3-0 Prolene线缝合左心房。

手术步骤8：复温、复跳、排气、开放循环、停机、关胸。

手术配合：同体外循环终止手术配合。

三、心脏瓣膜手术专科护理

（一）护理评估

①评估患者病情：是否有呼吸困难、咳嗽等明显症状；重度二尖瓣狭窄可有"二尖瓣面容"；伴右心衰竭时可有颈静脉怒张、肝大、下肢水肿等；重度狭窄时X线检查中心影呈梨形。②评估术前准备情况：如人工瓣膜准备、输血准备、急救准备、手术物品准备、必备药物准备等。③评估患者的血氧饱和度及血氧分压。

（二）常见护理诊断／问题

（1）组织灌注量改变：与体外循环有关。

（2）低效性呼吸型态：与手术创伤有关。

（三）护理措施

人工瓣膜护理：遵医嘱备好人工瓣膜，仔细核查人工瓣膜的名称、型号、规格、使用有效期、灭菌有效期及包装。使用前必须再次与手术医生一一核查，确认无误后方可拆卸外包装，按无菌操作方法，传递至手术台上。生物类人工瓣膜使用前需彻底清洗，滤净保养液。

第六节　心脏大血管手术护理

一、胸主动脉瘤手术手术配合

胸主动脉瘤是指胸主动脉任何部位由主动脉壁的病变导致局部薄弱、变形、扩张并可能破裂出血或对相邻器官造成功能损害的病变，并非真正的肿瘤，而是主动脉向外突出。

胸主动脉瘤手术以夹层主动脉瘤为例展开论述，其手术配合如下。

手术步骤 1：经头肱干或右腋动脉插管，建立体外循环。

手术配合：护理配合同体外循环建立，增加左心房引流管。

手术步骤 2：游离主动脉、降主动脉近端和主动脉峡部。

手术配合：递组织剪和动脉镊分离，准备心内吸引器。

手术步骤 3：涉及弓部，应采用深低温停循环（DHCA）和选择性脑灌注（SCP）。

手术配合：连接好各种体外循环连接管，并递组织钳固定牢靠。无名动脉插管时递 4-0 Prolene 线做荷包缝合。持续监测鼻咽温度。

手术步骤 4：阻断主动脉，切开主动脉壁。

手术配合：递阻断钳，灌注停跳液，递冰屑保护心肌。

手术步骤 5：切除瘤壁，探查主动脉瓣及冠状动脉开口、内膜破口位置。

手术配合：剪开动脉瘤基底部与正常管壁之间的部分，清除瘤囊内的血栓，递生理盐水进行冲洗。

手术步骤 6：常规复跳、止血、关胸，如经腹主动脉插管，缝合腋窝切口。

手术配合：准备好各种止血用物，如护固莱士。如明显出血，可用 4-0 Prolene 或 5-0 Prolene 线缝合止血。

二、主动脉窦瘤修复术手术配合

主动脉窦位于主动脉窦和主动脉瓣环之间，升主动脉壁向外的凹陷处，与主动脉瓣相对，升主动脉根部与主动脉瓣叶相对应的主动脉管腔在心室舒张时，由于血液为逆流性漩涡，向外呈壶腹样膨出，扩大成三个主动脉球，形成开口向上的腔即主动脉窦。

手术步骤 1：按常规建立体循环。

手术配合：同体外循环建立手术配合。

手术步骤 2：血流降温。

手术配合：室内温度调节至 18 ~ 20℃，准备充足的冰屑放置于心脏周围，鼻温维持在 30℃以下，阻断升主动脉。

手术步骤 3：确认心腔切口。①右心室切口。②右心房切口。③左心房切口。

手术配合：①窦瘤破入右心室，尤其是右心室流出道者，递 11 号手术刀、心脏镊做右心室流出道切口。②窦瘤破入右心房者，递 11 号手术刀、心脏镊做平行于房室沟的右心房切口。③窦瘤破入左心房者，递 11 号手术刀、心脏镊做房间沟的左心房纵切口。

手术步骤 4：剪除囊壁。

手术配合：递心脏拉钩充分显露窦瘤囊后，递组织剪、心脏镊从其尖端破口处纵行剪开囊壁，递小直角钳探查主动脉窦瘤内口，递沙氏钳夹住破口，然后再剪除囊壁。

手术步骤 5：心内探查。

手术配合：检查是否合并其他心内畸形。

手术步骤 6：修补破口。

手术配合：窦瘤口较小者，递 3-0 涤纶线双头线带垫片间断褥式缝合 3 ~ 5 针，然后再做第 2 层往返连续缝合；若窦瘤口较大，需补片修复（多选用涤纶片），递 3-0 涤纶线双头线带垫片间断缝合，或递 4-0 Prolene 线带垫片连续缝合。

手术步骤 7：缝合心脏切口。

手术配合：检查确定无漏血之后递 4-0 Prolene 线带垫片连续缝合心脏切口。

手术步骤 8：按常规恢复冠状动脉循环、停机、关闭胸腔。

手术配合：同体外循环终止手术配合。

三、胸主动脉瘤手术专科护理

以夹层主动脉瘤为例展开以下护理内容。

（一）护理评估

①评估患者精神、意识状态。②评估患者：就诊原因，当前自我感觉和临床症状，是否有急性疼痛发作等。③评估患者休息、睡眠情况。④评估术前备血情况。⑤评估手术间温度、湿度控制系统，患者降温、升温设施。

（二）常见护理诊断／问题

（1）疼痛：与主动脉瘤体对神经、血管的刺激有关。

（2）恐慌：与剧烈疼痛并担心主动脉瘤破裂有关。

（3）体温过低：与术中深低温停循环要求有关。

（4）有猝死的危险：与急性主动脉瘤突发破裂有关。

（三）护理措施

1. 心理护理

夹层主动脉瘤患者一旦确诊，需立即制动并卧床休息，避免外因刺激造成动脉瘤破裂。患者均存在严重的恐惧、焦虑心理，从而会给疾病造成负面影响。因此术前做好健康教育及心理护理，减轻患者不良心理非常重要。向患者及家属讲解夹层主动脉瘤相关知识及防止动脉瘤破裂的注意事项。避免外界刺激引起不良心理，导致血压升高。术前应绝对卧床休息，保持大便通畅等。

2. 温度监测及脑保护

放置鼓膜、鼻咽腔、肛门测温头，此三处温度代表脑部、上半身和全身的温度，是手术中监测温度的主要依据，插入深度需适宜并固定牢固，保证手术过程中的深低温（鼻咽温度 18℃）及复温环节温度控制顺利进行。手术中需使用深低温停循环方法行脑保护，降温时将室温调至 18℃，患者体温降至 35℃以下即于头部置冰帽，局部降温，保护脑组织，为患者安置冰帽时应防止耳郭、枕部皮肤发生冻伤，予以纱垫保护。复温时，待体温升至 34℃以上取下冰帽，将室温调至 26℃，并用升温毯辅助升温，温生理盐水冲洗术野。

3. 其他护理

术前对症实施镇静、镇咳治疗，控制左心衰竭。用药物控制患者血压，保持血压平稳，防止动脉瘤破裂。保持静脉药物泵入的连续性，转运患者过程中注意观察静脉泵的运行状况。夹层主动脉瘤病情变化突然、迅速、剧烈，危险性极高，应由手术护士同手术医生、麻醉医生共同将患者由 ICU 转运至手术室。移动患者时操作应轻柔，静脉穿刺部位皮肤涂抹利多卡因消炎软膏 15 ～ 20 分钟再行静脉穿刺，避免疼痛刺激。

参考文献

[1] 高兴莲，田莳. 手术室专科护士培训与考核 [M]. 北京：人民军医出版社，2012.

[2] 胡德英，田莳. 血管外科护理学 [M]. 北京：中国协和医科大学出版社，2008.

[3] 黄芳. 浅析基层医院内科护理存在的安全隐患与对策研究 [J]. 人人健康，2016，10（2）：160-161.

[4] 黄萍. 手术室护理技术指导 [M]. 昆明：云南科技出版社，2015.

[5] 黄荣. 结肠癌根治术围手术期的护理 [J]. 中外医疗，2011，11（7）：173-174.

[6] 姜寿葆. 外科护理学 [M]. 杭州：浙江科学技术出版社，1999.

[7] 李乐之，路潜. 外科护理学 [M]. 北京：人民卫生出版社，2017.

[8] 刘英. 临床手术室护理实践指南 [M]. 天津：天津科学技术出版社，2018.

[9] 黄玉晓. 现代手术室护理操作手册 [M]. 长春：吉林科学技术出版社，2018.

[10] 柳海滨. 基础护理技术 [M]. 北京：学苑出版社，2010.

[11] 毛燕君. 介入治疗护理学 [M]. 北京：人民军医出版社，2007.

[12] 孙辉，孙大军. 外科手术规范化操作与配合 [M]. 北京：人民军医出版社，2007.

[13] 王静. 手术室护理用书 [M]. 北京：科学技术文献出版社，2020.

[14] 王雪梅. 手术室护理管理对手术患者医院感染的干预意义研究 [J]. 中国卫生标准管理，2016，7（21）：176-177.

[15] 魏革，刘苏君. 手术室护理学 [M]. 北京：人民军医出版社，2003.

[16] 熊云新. 外科护理学 [M]. 北京：人民卫生出版社，2006.

[17] 须维秋. 精细化护理管理模式在手术室中的应用 [J]. 护理实践与研究，2017，14（3）：89-91.

[18] 徐小兰. 护理学基础 [M]. 北京：高等教育出版社，2015.

[19] 赵淑妹. 手术室护理人员手册 [M]. 长沙：湖南科学技术出版社，2011.

[20] 左爱芳. 普通外科临床护理路径 [M]. 北京：人民卫生出版社，2016.